Inhaltsverzeichnis

Schatz, wir sind schwanger

Von Matthias Lippert

Buchbeschreibung:

Herzlichen Glückwunsch, du wirst Vater!

Deine Frau ist schwanger. Sie weiß das und du weißt das. Und etwa zwei Millionen Ratgeber für die werdende Mutter erzählen ihr, was sie während der Schwangerschaft erwartet.

Aber was ist mit dir? In der heutigen Zeit sind werdende Väter mehr als je zuvor in die Schwangerschaft ihrer Frauen involviert. Doch es gibt Tausende Möglichkeiten, in denen du als Vater ins Fettnäpfchen treten kannst. Dieser Ratgeber möchte dir dabei helfen, unnötige Dummheiten während der Schwangerschaft zu vermeiden. Der Ratgeber „Schatz, wir sind schwanger“ liefert wichtige Überlebenstipps für werdende Väter – in sachlich-witziger Form und garantiert hilfreich.

Vaterwerden ist eines der größten Abenteuer im Leben eines Mannes. Es ist eine schöne, eindrucksvolle Erfahrung, aber es ist für die meisten Männer auch Neuland. Vier Wörter – „Schatz, wir sind schwanger“ – geben den Startschuss für das Abenteuer Schwangerschaft. Aber was geht einem Mann durch den Kopf, wenn er erfährt, dass er dabei ist, Papa zu werden?

„Schatz, wir sind schwanger“ ist das ideale Geschenk zum Verkünden der freudigen Botschaft – und zwar an den werdenden Vater.

In diesem Buch zeige ich dir,

- warum jede Schwangerschaft einzigartig ist,
- wie du mit Ängsten, besonders im ersten Trimester der Schwangerschaft, umgehst,
- wozu dein Kind überhaupt einen Vater braucht,
- welche Hausmittel der werdenden Mama bei Beschwerden helfen,
- wie die optimale Ernährung einer Schwangeren aussehen sollte und was die Mama nicht futtern sollte,
- warum Sex während der Schwangerschaft möglich ist und dem Baby nicht schaden kann,
- wie du mit den Besuchen beim Frauenarzt umgehst,
- wie euer Baby sich in der Schwangerschaft entwickelt,
- wie du den Schwangerschaftskurs umgehen kannst,
- welche Formalitäten nach der Geburt auf dich zukommen,
- ob du unter dem gefürchteten Couvade-Syndrom leidest (lass dich überraschen)
- und noch vieles mehr!

Schatz, wir sind schwanger

Kleiner humorvoller Ratgeber für den werdenden Papi

Von Matthias Lippert

Matthias Lippert
Fichtestraße 48
17192 Waren (Müritz)

016 2 2 36 54 97
matze23@mueritz-treff.de

1. Auflage, 2018

Matthias Lippert
Fichtestraße 48
17192 Waren (Müritz)

matze23@mueritz-treff.de

Für dich, mein Schatz

Ich widme dieses Buch meiner lieben Frau Nicole, die für mich Forschungsgegenstand und Motivation zugleich gewesen ist. Ohne dich, mein Schatz, hätte ich dieses Buch niemals schreiben können. Du hast mir das schönste Geschenk auf dieser Welt gemacht, unser kleines Bläschen.

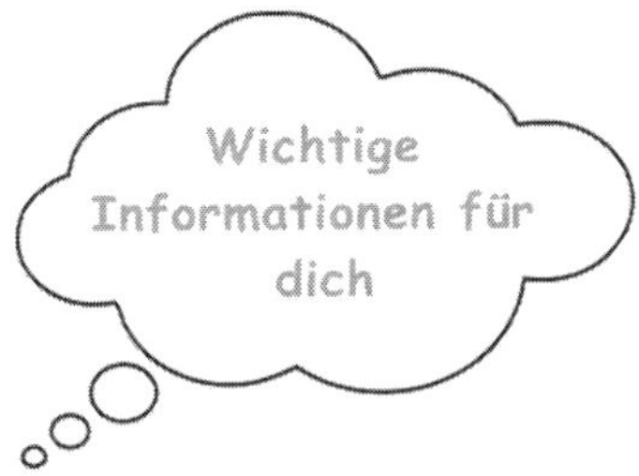

Name eurer Frauenärztin: ____________________

Telefonnummer: ______________________________

Adresse: ____________________________________

____

Termine eurer nächsten Untersuchungen

Tag	Uhrzeit	Tag	Uhrzeit

Daran müssen wir vor der Untersuchung denken:

- ____
- ____
- ____

Trage hier <u>deinen</u> Gewichtsverlauf ein. Vielleicht leidest du unter dem gefürchteten *Couvade-Syndrom*.

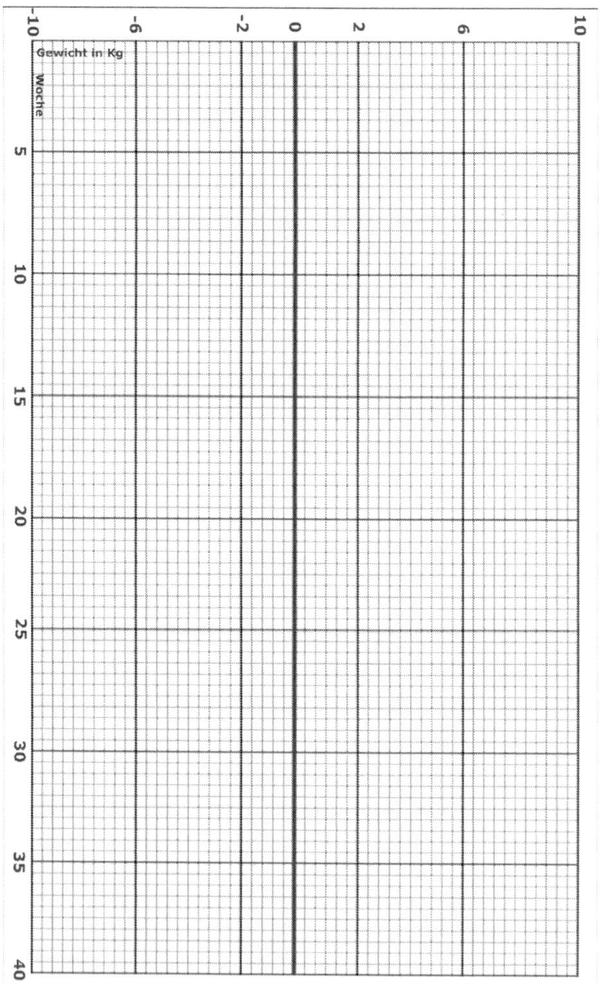

Du wirst Papa

Als Erstes meinen Glückwunsch, du hast also mit deiner Frau geschlafen und ein kleines Wunder ist daraus entstanden.

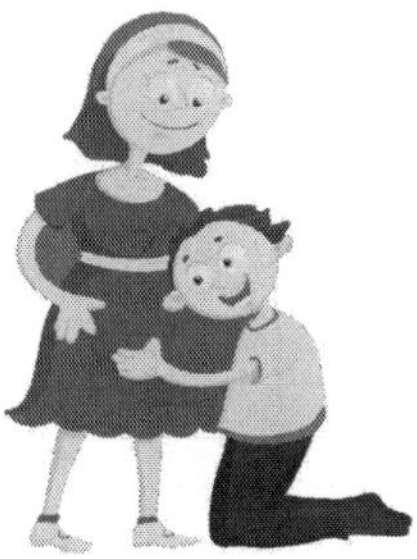

Ich bin kein Mediziner oder Experte, wenn es um schwangere Frauen geht. Ich blicke ja noch nicht einmal bei Frauen generell durch. Aber glücklicherweise habe ich während der Schwangerschaft meiner Frau so ziemlich jeden erdenklichen Fehler gemacht; vor diesen kann dich zwar nicht beschützen, aber zumindest warnen.

Was haben wir in der Schule gelernt?

Eine Schwangerschaft dauert in der Regel neun Monate. Jetzt fragst du dich vielleicht als pragmatischer und logisch denkender Mann, wie es sein kann, dass die Natur sich an genau diesen Zeitraum hält – haben doch einige Monate 30 Tage, andere 31 und der Februar gewöhnlich 28 Tage. Und genau das ist der Grund, warum du ab jetzt mit deiner Frau nur noch in Wochen denkst und nicht mehr in Tagen oder Monaten.

Eine durchschnittliche Schwangerschaft dauert 40 Wochen.

Denkste!

Medizinisch gesehen dauert eine Schwangerschaft 38 Wochen. Da aber in der Regel niemand exakt weiß, wann die Empfängnis stattgefunden hat, errechnet der Arzt den Geburtstermin auf andere Weise.

So geht der Arzt zu Beginn der Schwangerschaft, vom ersten Tag der letzten Menstruation deiner Frau aus, was dann rechnerisch die 40 Wochen ergibt. Wenn der Arzt also von der 8. Woche spricht, ist dein Spross aber erst in der 6. Woche.

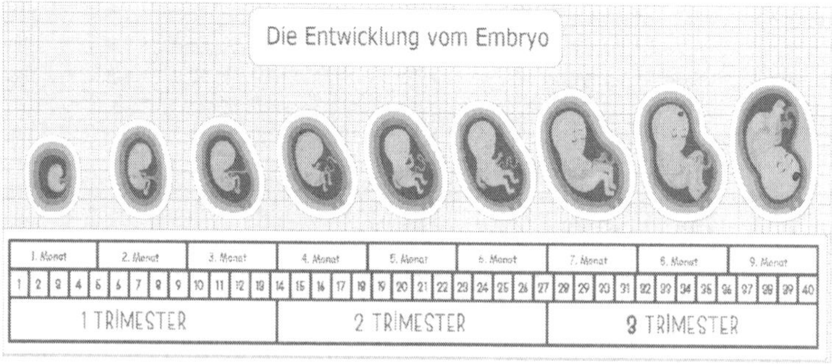

Wenn du jetzt gerade an das letzte Spiel der Bayern denkst, mach dir keine Sorgen!
Ich habe dieses Buch für genau diesen Augenblick geschrieben. Ich will dir helfen, dir das Abenteuer Schwangerschaft näherzubringen und dich vielleicht ein Stück als stiller Ratgeber auf dem Weg zum Vollzeit-Papa zu begleiten. Denn Vaterwerden ist aufregend, versprochen!

„Jede Schwangerschaft ist einzigartig!"

Vielleicht hast du es ja schon gehört: Jede Schwangerschaft ist einzigartig und etwas Besonderes. Aber sie ist keine Soloaufgabe! Diese und andere Floskeln wie „Ich trage dein Kind in mir" wirst du in den nächsten 40 Wochen noch öfter hören. Und von nun an ist es dein Job, dafür zu sorgen, dass deine Frau nicht rotsieht. Die Schwangerschaft ist für deine Frau eine emotionale und von Hormonen bestimmte Zeit. In dieser Zeit ist der Körper deiner Frau im Ausnahmezustand und auch die Psyche bleibt nicht verschont davon. Du wirst nicht nur unter ihren Gefühlsschwankungen zu leiden haben, sondern auch unter den körperlichen

Veränderungen deiner Frau. Hier nur ein paar klassische Beispiele, die dich erwarten könnten:

1. Die ersten Wochen sind „zum Kotzen“

Das Schwangerschaftshormon hCG sorgt mit größter Wahrscheinlichkeit dafür, dass die Kloschüssel am Morgen und Abend ihr bester Freund ist. Es ist deine Aufgabe, jeden Moment zu nutzen, in dem deiner Frau nach Essen ist, und ihr was Leckeres zu bringen.

2. Du hast den Rollmops mit Senf vergessen?

Das könnte der Grund für einen handfesten Streit sein. Wenn du deine Frau glücklich machen willst, vergiss niemals ihr aktuelles Leibgericht. Da ist nur ein Haken. So voll du den Kühlschrank auch stopfst, auf die Gelüste einer Schwangeren wirst du nie vorbereitet sein!

Klingt absurd, aber sollte deine Frau Heißhunger auf Kreide oder Sand bekommen (Hebammen berichteten davon). Könnte dies ein Anzeichen dafür sein, das sie unter einen extremen Eisenmangel leidet.

3. Wer ist hier der Mann!?

Schwangere stellen deine von Gott gegebene Männerrolle infrage. Sie pupsen, schnarchen und rülpsen ungehemmt.

4. Ich brauch' das jetzt!

Du hast Nachtschicht, aber das Kinderzimmer muss schon Monate vor dem Geburtstermin tapeziert und komplett eingerichtet sein? Wenn nicht, folgen Wutattacken oder andere Gefühlsausbrüche? Du verstehst nicht, warum du jetzt schon den 100. Body kaufen sollst? Keine Sorge, das ist hormonell bedingt und ganz normal.

Wenn du Glück hast, tritt schon kurz nach der Geburt wieder der Normalzustand ein.

5. Die miesen Tricks der Natur.

Vielleicht hast du es schon bemerkt: Die Natur macht wunderbare Sachen mit dem Körper deiner Frau. A wird zu C, B wird zu D und C wird zu ... jamjam. Sie springen dir wortwörtlich entgegen und die Knöpfe laden dich förmlich ein zum Klingeln – wenn da nicht ein Problem wäre: Du darfst sie nicht anfassen. Sie sind gespannt, sie sind heiß (also im Sinne von Temperatur) und sie sind extrem empfindlich. Besonders die Brustwarzen deiner Frau reagieren in den ersten Wochen der Schwangerschaft auf jegliche Art von Berührung. Da kann schon eine luftige Bluse zu unangenehmen Reizungen führen, weshalb für dich das Credo in den ersten Wochen heißt: „Nur gucken, nicht anfassen!"
Und wenn du sie mal anfassen willst, frag sie lieber um Erlaubnis. Ungefragtes Knuffen der Brust könnte potenziell zu einer Ohrfeige oder zu einem ihrer Gefühlsausbrüche führen. Denn sie sind echt krass empfindlich!

6. Du magst Sex?

Das ist eine Frage, die uns Männer nicht wirklich kaltlässt und weshalb ich mich etwas ausführlicher dazu äußere.
Wenn die Schwangerschaft normal verläuft, kannst du so oft Sex haben, wie du magst.
Eine Studie besagt, dass werdende Eltern im Durchschnitt zweimal pro Woche Sex haben.
Aha?
Doch ich befürchte, insbesondere im ersten Trimester wirst du sexuell frustriert sein. Die ersten drei Schwangerschaftsmonate sind geprägt von hormonellen und körperlichen Veränderungen. Beschwerden wie Morgenübelkeit, Spannung in den Brüsten und ständige Müdigkeit lassen vermutlich wenig Platz für sexuelle Gelüste bei deiner Frau. Deswegen mein Tipp: Schnapp dir einschlägiges Material und kümmere dich in dieser Zeit selber um deine Bedürfnisse.
Im zweiten Trimester stehen die Chancen gut, dass aus deinem Handbetrieb wieder ein Teamsport wird. Viele Frauen berichten in dieser Zeit von erhöhten Lustgefühlen. Das liegt vor allem an dem jetzt veränderten Hormonhaushalt.

Die Genitalien deiner Frau werden besser durchblutet, was wiederum dazu führt, dass die Empfindsamkeit und damit die Erregbarkeit steigen. Viele Frauen erleben den Sex jetzt viel intensiver.

Und nein, dein Penis kann das Baby nicht verletzen. Er macht dem Baby keine Angst und du kannst ihm beim Sex auch kein Auge ausstechen. Es liegt gut gepolstert in der Gebärmutter, selbst bei starken Erschütterungen, schwebt es sicher im Fruchtwasser. Egal welche Stellung ihr bevorzugt, das Baby bleibt davon unberührt. Deine Frau sollte es nur bequem haben, um auftretenden Krämpfen vorzubeugen. Die meisten schwangeren Paare favorisieren die Löffelchen-Stellung. In dieser Position werden der Bauch deiner Partnerin gestützt und damit der Rücken entlastet.

Nur wenn es zu Komplikationen oder Problemen während der Schwangerschaft kommt, solltet ihr zu bestimmten Zeiten keinen Sex haben. Das können öfter unerklärlich auftretende Blutungen sein oder Fruchtwasser, welches abgeht. Das ist kein Grund zur Panik, euer Frauenarzt und die Hebamme werden euch in solchen Situationen fachkundig unterstützen und beraten. Solltet ihr

keinen klassischen Sex haben können, bringen Alternativen wie Massagen oder Kuscheln die ersehnte Nähe. Vielleicht gelingt es euch sogar, auf diese Weise Schwung ins Schlafzimmer zu kriegen.
Am Ende der Schwangerschaft kann Sex auch hilfreich sein, um bei deiner Frau Wehen auszulösen. Dein Sperma enthält bestimmte Substanzen, die Wehen auslösen können, wenn der Körper deiner Frau bereit dafür ist.

Das ist nur eine kleine Auswahl an Fragen und Erfahrungen, die du dir vielleicht stellen oder machen wirst. Ich verspreche dir: Auch du wirst deiner Frau schwören, über die unter Punkt drei erwähnten Körperfunktionen niemals wieder ein Wort zu verlieren.
Kurz gesagt, du brauchst ein dickes Fell.
Aber deine Beteiligung während der Schwangerschaft ist entscheidend für eure Beziehung und für das Familienleben. Bei allen Gefühlsschwankungen, die deine schwangere Frau hat, heißt die oberste Direktive für dich: Nimm deine Frau ernst! Selbst die absurdesten Gedanken und stärksten Gefühle werden von ihr intensiv erlebt. Verantwortlich dafür ist ein Cocktail

aus Schwangerschaftshormonen, von denen deine Frau die nächsten 40 Wochen durchflutet werden wird.

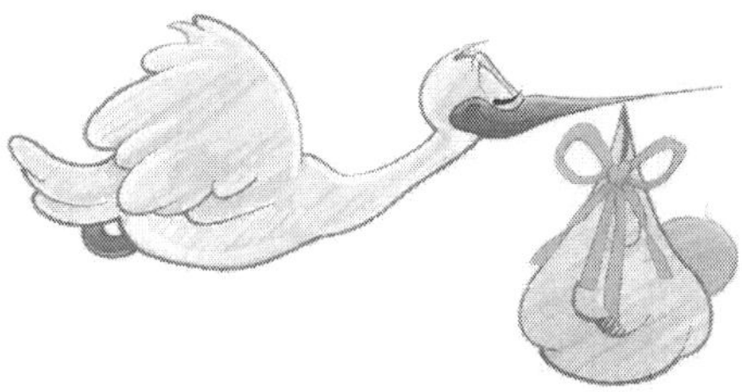

Erstes Trimester

„Wie bin ich denn da reingekommen?"

Wie sagt man so schön: „Männer sind einfach gestrickt." Wenn es um die reine Empfängnis geht – machen wir uns nichts vor! –, da sind wir firm. Rein, raus, rein, raus, kurz warten ... tada ... Erster.

Aber wie schaffen es deine Jungs nun, die Eizelle deiner Frau zu befruchten? Damit du in der nächsten Männerrunde mit Fachwissen glänzen kannst, habe ich mal versucht, den Vorgang vom Samenerguss bis zur Befruchtung der Eizelle in einer für uns verständlichen Art und Weise zu schildern – mit Sport:

Es ist der Höhepunkt eures Spiels, wenn dein Team sich auf den Weg macht, um ans Ziel zu gelangen. Doch nach dem Startschuss wird Fairplay nicht wirklich großgeschrieben. Es wird gerangelt und überholt, gefoult – nur um der Erste zu sein, der Gewinner, der am Ende als Sieger hervorgeht. Es ist ein Kopf-an-Kopf-Rennen von Abermillionen Teilnehmern.
Ein Glücksspiel oder Können?

Die Rennstrecke hat es jedenfalls in sich und es bedarf des richtigen Moments des Startbeginns, um überhaupt ein Ziel erreichen zu können. Aber nur die besten, schnellsten und

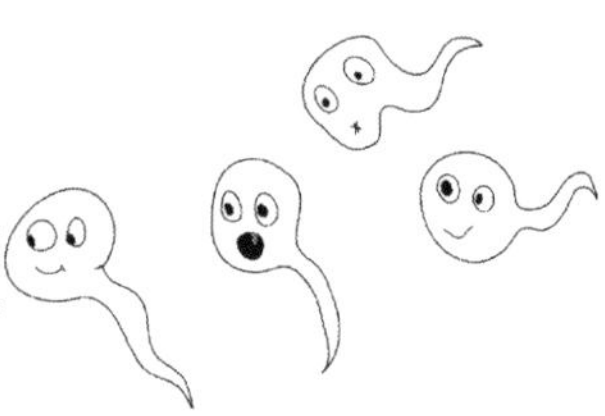

kräftigsten Kämpfer werden es überhaupt bis dorthin schaffen. Zu klein geratene Teilnehmer scheiden schon gleich nach dem Startschuss aus, sie sind Kreisläufer oder zu faul und finden keinen Weg irgendwohin. Für die anderen jedoch beginnt ein Hürdenlauf im Marathonstil, der jetzt mit 15 Stundenjilometer beginnt!
Die erste Hürde in diesem Wettkampf ist ein übles Säurebad, das wie Zitrone in offenen Wunden brennt und viele deiner Kämpfer schon zu Beginn

des Rennens zur Salzsäule erstarren lässt – eine Starre, aus der sie sich nicht mehr befreien können. Nur die Stärksten kommen weiter und werden sofort angegriffen; denn sie werden als Invasoren erkannt, die es zu bekämpfen gilt. Abwehrzellen sind ein Himmelfahrtskommando voller Kamikaze-Krieger, die härter zu bekämpfen nicht sein könnte. Noch geschwächt von der Säure, werden die überlebenden Spieler hart attackiert, in netzartigen Erbgutfäden gefangen genommen, aus denen sie kaum mehr entrinnen können. Die Teilnehmerzahl reduziert sich drastisch, die Teilnehmer werden von den wahren Spielführern wie die Spreu vom Weizen getrennt.
Doch jene, die am besten vorbereitet sind, können den Frontalangriff abwehren, zerschneiden die DNS-Fäden mit ihren scharfen Enzymwaffen und eilen den Weg in rekordverdächtigem Tempo weiter. Sie lassen viele Millionen zurück, die diese Stärke nicht haben aufweisen können. Die Etappensieger betören auf dem weiteren Weg die weiblichen Angreifer mit Zuckermolekül-Pralinen und können sich so wie Agenten übers Spielfeld bewegen und ihren Marathon wieder aufnehmen – eine Strecke, die im Verhältnis gesehen etwa sechs Kilometern entspricht.

Und auch wenn es nur einen Gewinner geben kann, sind sie auf dieser Rennstrecke ein Team, das so gut funktioniert wie Fußballer auf einem Fußballfeld. Sie tun sich zu kleinen Gruppen zusammen, um gegen andere Spieler stärker zu sein, ihren Stil verändern zu können und somit schneller voranzukommen. Wer als Einzelgänger die nächste Etappe bestehen will, wird abgehängt werden und nicht einmal die Gebärmutter als Etappenziel erreichen.

Das Etappenziel jedoch verleiht neue Kraft – wenn es die richtige Zeit ist und sie nicht in einem Schleimbad ertrinken. Doch ist das Etappenziel frei, wird das Team angefeuert mit La-Ola-Wellen-Kontraktion, was den Schwimmern Auftrieb verleiht, insoweit sie es rechtzeitig erreichen. Timing beim Können ist alles. Kommen sie zu spät, müssen sie auch den weiteren Weg aus eigener Kraft schaffen, was mehr als nur beschwerlich ist und viele andere zurückfallen lässt.

Die nächste Hürde ist eine reine schnelle Entscheidungsfrage: links oder rechts. Die Weggabelung klingt einfach, eine Fifty-Fifty-Chance, aber es bleibt keine Zeit zum Überlegen, denn die Nachzügler holen schnell auf.

Nur am Ende des richtigen Weges winkt der Pokal! Doch welchen Weg sie auch wählen – er wird unbequem, labyrinthartig mit Höhlen, Bergen, Tiefen und Tälern sein. Wer nur straight seinen Weg verfolgt, nicht flexibel navigieren und nicht auf Unvorhergesehenes reagieren kann, wird dieses Spiel nicht gewinnen. Es ist eng im Eileiter und auf dieser Etappe sind viele Boxen-Stopps nötig, denn die Strecke erfordert die letzte Kraft.
Weibliche Fans reichen kühle Getränke, die mit Kalzium angereichert sind, spenden Stärke und geben immense Motivation zum Weiterkommen, während sich die Kämpfer stromaufwärts bewegen müssen. Die Spermien folgen dem Strom auf dem richtigen Weg und das Ziel leuchtet in botenstofffarbenem Licht, wird immer klarer und deutlicher und spornt zum Endspurt an, wirkt wie Doping kurz vor der Zielgeraden. Nur 100 bis 500 von bis zu 600 Millionen Spermienkriegern kommen am Ziel der Eizelle an und alle werden schlagartig wieder zu Einzelkämpfern.

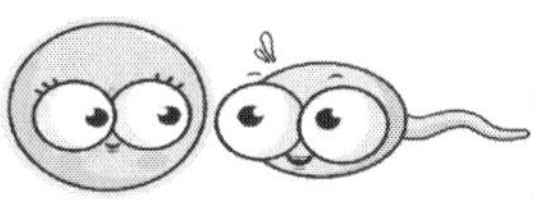

Das Ziel muss mit Enzymwaffen angegriffen werden, um einen Durchgang zu schaffen, und nur der schnellste Spieler mit der besten Taktik gewinnt. Hat der Erste es ins

Ziel geschafft, kann die Ziellinie von keinem anderen mehr durchbrochen werden. Champion of the League ist somit der, der's einfach drauf hat und der Siegesjubel ist groß!
Die Fans tragen den Sieger mit seinem Pokal zum Siegertreppchen, das mit einem riesigen Partyaufgebot in der Gebärmutter wartet. Die Freude auf dem Weg ist so groß, dass die Zellteilung beginnt. Schon von diesem Augenblick an steht das Geschlecht deines Kindes fest. Es wird durch die Geschlechtschromosomen der Eltern bestimmt.
Egal ob ihr von nun an einen kleinen Terroristen oder eine kleine Diva erwartet – wer gegen so viele Konkurrenten hat kämpfen müssen und Bestleistungen bei allen Hürden erbracht hat, der darf es sich dann endlich bequem machen und den Rausch der nächsten 40 Wochen genießen.

„Schatz, wir sind schwanger!"

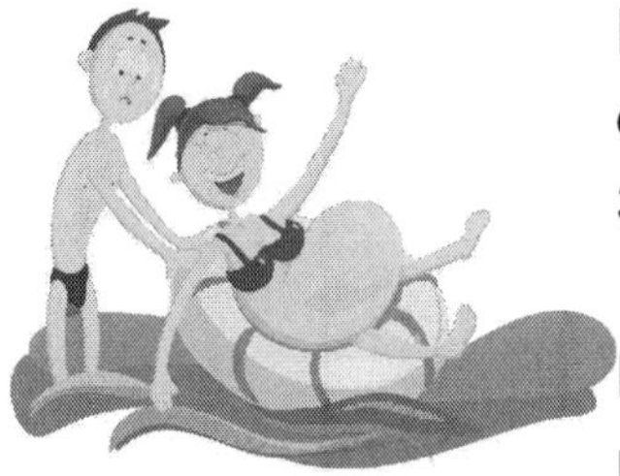

Das ist der Augenblick, in dem für dich das Abenteuer Schwangerschaft beginnt.

Man kann nicht sagen, dass man sich auf diese vier Wörter vorbereiten könnte. Im Gegenteil: Du hast mit deinem weiblichen Gegenpart vielleicht schon unzählige Male darüber gesprochen, dass es an der Zeit wäre, Nachwuchs zu bekommen. Ihr habt alles vom ersten Tag an geplant, Zyklen-Diagramme analysiert und die relevanten Tage im Kalender farblich hervorgehoben. Doch wenn es dann so weit ist, ist Mann so unvorbereitet wie Reiner Calmund auf eine Diät.

Die meisten Männer sind stolz auf sich. Schließlich bedeutet es auch ganz konkret, dass man fruchtbar ist. Aber erst in den nächsten Tagen beginnt das emotionale Karussell zu kreisen und wir begreifen wirklich, was die Nachricht, ein Kind gezeugt zu haben, für uns bedeutet.

Naturgemäß erfährt deine Frau es wesentlich früher als du und sie wird viel Zeit damit verbringen, sich zu überlegen, was sie tun kann, um die Nachricht so originell wie möglich zu überbringen. Natürlich erwartet sie eine entsprechend originelle Reaktion. Dabei ist die Tatsache, Vater zu werden, schon aufregend genug und die Information hat uns gefühlstechnisch bereits übermannt. Die Situation zu realisieren, sich zu freuen und noch dazu epochal zu reagieren, ist doch ein bisschen viel verlangt. Es gibt einfach keine richtige Würdigung der Ernennung zum Vater.

„Bin ich ein Weichei?"

„Ich werde Vater" – dieser Gedanke löst nicht immer Euphorie aus. Solltest du dir auch Sorgen um die Zukunft deiner kleinen Familie machen, brauchst du dich nicht dafür zu schämen! Es ist ganz natürlich, als zukünftiger Papa ein klein wenig Angst zu haben. Vor allem die Sorge um das liebe Geld und die verlorene Freizeit bringen den werdenden Vater nachts um den Schlaf. Es wird wahrscheinlich der Zeitpunkt kommen, an dem du dich fragst, ob du deinem Kind ein guter Vater sein wirst und ob du es ausreichend lieben kannst. Du wirst aber überrascht sein, wenn das

Kind erst einmal auf der Welt ist und du es das erste Mal in deinen Armen hältst, wie viel Liebe in dir steckt.

Das Bild des starken Parts bei der Schwangerschaft ist ein veraltetes und hat vielleicht für unsere Großväter gegolten. In der heutigen Zeit darfst du zu deinen Gefühlen und Ängsten stehen.

Rede mit deiner Partnerin über deine Sorgen! Vielleicht hat sie ja dieselben und ihr könnt gemeinsam über Lösungen nachdenken. Manchmal hilft es auch, mit einem guten Freund zu reden. Triff dich mit deinem besten Kumpel auf ein Bier und rede mit ihm über deine Bedenken. Dazu muss er nicht mal selber Vater sein. Manchmal reichen ein paar ehrliche Ratschläge von einem Außenstehenden, damit man neues Selbstvertrauen fasst. Hast du dich erst mal aussprechen können, bist du anschließend wieder in der Lage, deinen Sorgen auf Männerart zu begegnen – soll heißen: Du suchst nach einer Lösung. Und wie sagt man so schön? Das haben schon ganz andere vor dir geschafft.

„Hallo Welt, ich werde Vater!"

Es dauert nicht lange und die ersten Bedenken werden sich bei dir in Luft auflösen. Vor allem dann, wenn ihr schon lange im Voraus geplant habt, ein Baby zu bekommen, wird die Freude jetzt groß sein.

Die Nachricht, dass du ein echter Papa wirst und deine Frau zu einer echten Mama, wird zu einem der freudigsten Ereignisse in eurem Leben werden. Ihr seid voller Glücksgefühle und möchtet am liebsten der ganzen Welt davon erzählen, dass ihr bald Nachwuchs erwartet – wären da nicht die kritischen ersten zwölf Schwangerschaftswochen. Viele Paare halten sich an eine 12-Wochen-Regel. Die besagt, dass die werdenden Eltern erst mit Vollendung der zwölften Schwangerschaftswoche ihrem breiteren Umfeld von der frohen Botschaft berichten. Der Grund dafür ist, dass das erste Schwangerschafts-Trimester das kritischste ist. In dieser Zeit stellt sich der Körper deiner Partnerin komplett um und bereitet sich auf die kommenden Monate der Schwangerschaft vor. Es wird außerdem die Grundlage für die Entwicklung der Organe eures Babys gelegt (der Embryo legt die Organe an). Doch dabei kann es vorkommen, dass Fehlbildungen auftreten, die das Baby zu einem späteren Zeitpunkt nicht überlebensfähig sein lassen. In solchen Fällen stößt der Körper den fehlgebildeten Embryo ab und es kommt zu einem Abort beziehungsweise einer Fehlgeburt. Bei Frauen in einem Alter von rund 25 Jahren liegt das Risiko dafür bei zehn Prozent. Je älter die Frau wird, desto höher steigt das Risiko für einen spontanen Abort im ersten Trimester.

> Auch wenn deine Frau bereits über 35 ist, eine Fehlgeburt gehabt hat oder an Übergewicht leidet, lasst euch den Stempel der Risikoschwangerschaft nicht aufdrücken. Vermutlich werdet ihr trotzdem eine Schwangerschaft ohne Komplikationen haben.

Wer sich auf sein Kind freut, möchte natürlich keinen Gedanken an ein solch schlimmes Erlebnis verschwenden. Dennoch solltet ihr diese Möglichkeit im Hinterkopf behalten, wenn ihr darüber entscheidet, wann ihr euer Umfeld von der Schwangerschaft in Kenntnis setzt. Viele Paare entscheiden sich dafür, ihre Schwangerschaft in den ersten drei Monaten ganz geheim zu halten. Sie befürchten die Konfrontation durch ihre Familie und Freunde mit dem Erlebnis einer Fehlgeburt. Denn schließlich müssen sie alle, die bereits von der Schwangerschaft wissen, darüber in Kenntnis setzen, dass es zu einem Abort gekommen ist. Das kann unangenehm und schmerzhaft sein. Andere Paare wiederum besprechen die bestehende Schwangerschaft zumindest mit ihrem näheren Umfeld wie mit ihren eigenen Eltern und engen Freunden. Das hat den Vorteil, dass ihr im Falle einer Fehlgeburt eine Menge Unterstützung und aufbauende Worte eurer Familie und Freunde erwarten könnt. Das kann dabei helfen, schneller über diesen Verlust hinwegzukommen. Es gibt jedoch auch Paare, die keine 12-Wochen-Regel einhalten und die frohe Botschaft direkt verkünden. Auch das hat Vor- und Nachteile. Zum einen werden die Personen in eurem Umfeld merken, wenn ihr traurig oder wütend seid und sich darüber wundern. Wenn sie wissen, was passiert ist, wissen sie besser mit euch umzugehen und können euch auch Unterstützung anbieten.

Der Arbeitgeber deiner Partnerin sollte unabhängig von der 12-Wochen-Regel und dem kritischen ersten Trimester der Schwangerschaft so schnell wie möglich davon erfahren, dass ihr Nachwuchs erwartet.

Das liegt in den besonderen Gesetzen und Bestimmungen für werdende Mütter am Arbeitsplatz begründet. Als Schwangere gilt für deine Partnerin zum Beispiel ein Kündigungsschutz sowie andere Regelungen zum Thema Überstunden. Diese Maßnahmen kann der Arbeitgeber deiner Partnerin nur dann ergreifen, wenn er von ihrer Schwangerschaft weiß, und er ist rückwirkend nicht dazu verpflichtet.

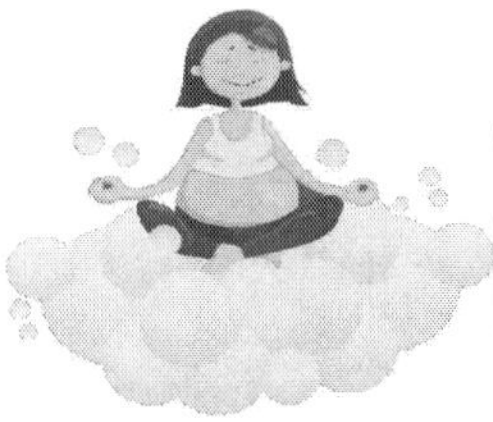

Die Entscheidung, wann ihr eurem Umfeld von der Schwangerschaft berichten wollt, liegt aber bei euch. Geht in euch und stellt euch die Frage, ob es in Ordnung wäre, auch entfernteren Bekannten von einer möglichen Fehlgeburt zu berichten oder nicht. Denkt dabei daran, mit welchen Menschen ihr bereit seid, auch ein negatives Erlebnis zu teilen, und macht eure Entscheidung daran fest. Denn am Ende kann euch keiner eine Regel vorschreiben, ab wann ihr darüber sprechen dürft. Das liegt ganz alleine bei dir und deiner Partnerin.

„Was soll das mit den Vätern?"

Noch bis in die Achtzigerjahre sind die Mütter meist allein zuständig gewesen für die Fürsorge und Erziehung der Kinder.

Doch heute spielst du als Vater im Leben deines Kindes eine zentrale und wichtige Rolle. Du und deine Partnerin versorgen das Kind als Eltern gemeinsam und ihr schützt es vor Gefahren. Vor allem bei der Entwicklung und Sozialisation in der Gesellschaft seid ihr beide eine wichtige Stütze. Vater und Mutter haben dabei unterschiedliche Rollen.

Die Mutter übernimmt nach unserer Wahrnehmung mehr die Aufgaben wie Pflege und Fürsorge. Du hingegen sollst die Rolle des Vorbilds übernehmen und den Weg zeigen. Deswegen übernehmen Väter oft die anstrengendere Rolle bei der Erziehung von Kindern. Für den Sohn ist er das Vorbild und für die Tochter ein Übungsobjekt.

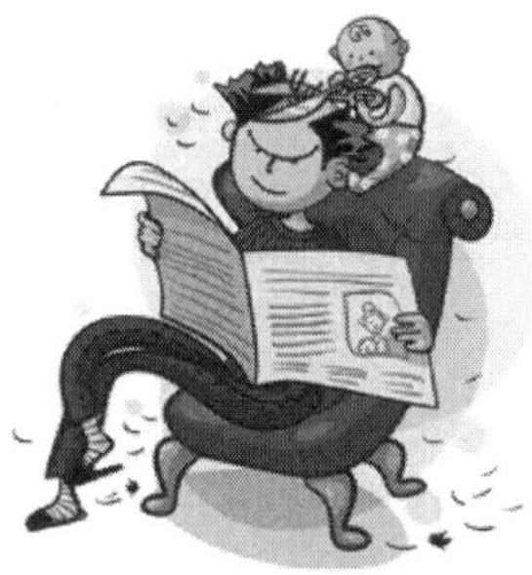

Im Laufe der Zeit musst du als Vater deinem Kind bestimmte Fähigkeiten vermitteln, damit es im späteren Leben besser zurechtkommt. Auch spielt Autorität eine wichtige Rolle.

Dein Kind braucht dich als Vater genauso sehr, wie es seine Mutter braucht. Manche Dinge können nur durch einen Vater vermittelt werden und umgekehrt.

In den ersten Jahren

Vor allem in den ersten Lebensmonaten des Kindes ist deine Rolle als Vater eher zweitrangig (natürlich nur beim Stillen). In der Zeit kümmert sich hauptsächlich die Mutter um das Neugeborene und versorgt es mit Nahrung. Die Mutter gibt dem Säugling die Brust, wodurch deine Partnerin in dieser Zeit zur wichtigsten Bezugsperson für dein Kind wird. Darüber hinaus gewöhnt sich der Säugling schnell an ihren Geruch und kennt ihre Stimme noch aus der Zeit in ihrem Bauch. Als Vater stehst du bei der kulinarischen Versorgung deines Kindes eher im Hintergrund, entlastest dafür deine Frau im Alltag und wartest, bis das Kind sich weiterentwickelt und nicht mehr auf die Brust deiner Partnerin angewiesen ist.

Je harmonischer die Erziehung ist, desto besser kann sich dein Kind entwickeln. Dazu gehören beide Elternteile und nicht nur die Mutter. Im Idealfall solltet ihr eure Zuneigung offen vor dem Kind zeigen. Gesten, Berührungen sowie Freundlichkeiten bleiben beim Kleinen nicht unbemerkt.

Kindergartenzeit

Im Kindergartenalter verändert sich deine Rolle als Vater allmählich. Dein Sohn oder deine Tochter lernt nun, Beziehungen zu anderen Kindern aufzunehmen, und entwickelt seine eigene Identität. Dabei gibt es einen Unterschied zwischen Junge und Mädchen. Jungen orientieren sich hier stark an ihrem Vater und eifern ihm nach. Verhaltensweisen werden nachgeahmt. Das ist eine gute Möglichkeit für dich, um deinem Kind ein Vorbild zu sein. Unter anderem kannst du deinem Kind beibringen, wie es mit anderen Kindern Kontakt aufnehmen kann und wie offen man auf andere Menschen zugehen sollte. Die Kindergartenzeit ist die Zeit nach der

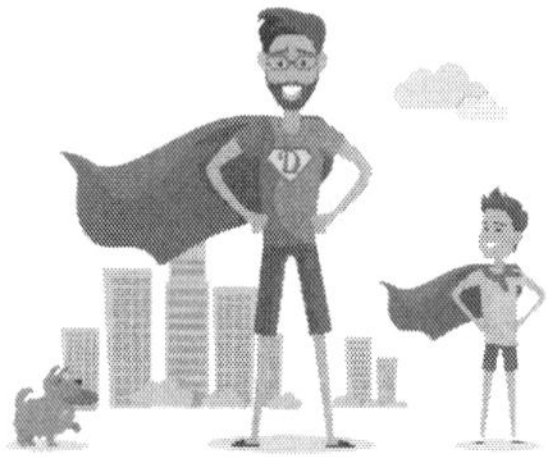

Mutter-Kind-Gruppe. Die Kinder fangen an, sich etwas von der Mutter zu lösen, um selbstständiger zu handeln. Der Vater steht als zweite Bezugsperson zur Verfügung und versucht mithilfe seiner Präsenz, die Bindung an die Mutter zu lockern.

Schulzeit

Während der Schulzeit fangen Kinder an, sich mit ihren Eltern zu vergleichen. Im typischen Alter eines Teenagers wollen sie sich von ihrem Vater oder ihrer Mutter unterscheiden. Das gelingt vor allem durch Kleidung und das Austesten von Grenzen. Darüber hinaus ist die Schulzeit ein Zusammentreffen beider Geschlechter. Jungs und Mädchen lernen sich kennen und versuchen, ihre ersten Erfahrungen zu machen. Als Vater solltest du deiner Tochter zu diesem Zeitpunkt beigebracht haben, wie sich Jungs und Männer verhalten und wie sie sich in unangenehmen Situationen schützen kann.

Die Pubertät wird für euch die schwierigste Zeit. Insbesondere Mädchen suchen das Wohlwollen und den Schutz des Vaters. Deine Aufgabe ist es,

die falschen Freunde (andere Jungs) zu identifizieren, zu verscheuchen und die Wut deiner Tochter anschließend zu ertragen. Die Signale dürfen auf keinen Fall falsch verstanden werden; auch wenn sie es in dem Moment nicht zeigt, ist sie froh über deinen Rat (solange er objektiv bleibt).
Jungs hingegen entwickeln ihre männliche Seite und scheuen keine Konfrontation mit dem Vater. Machtkämpfe zwischen Vater und Sohn sind in der Pubertät keine Seltenheit.
Außerdem agierst du in dieser Zeit auch als Vertrauensperson – egal ob es sich um Fußball, Mode, Angeln, Jungs oder Mädchen dreht. Töchter und Söhne suchen gleichermaßen den Rat des Vaters. Auch gibt es Männergespräche zwischen Sohn und Vater, die Jungs niemals mit einer Mutter führen würden.

In der kompletten Kindheit wirst du eine Autoritätsperson für deine Tochter oder deinen Sohn sein. Wer ohne Vater aufwächst, weiß oft nicht die Autorität anderer einzuordnen und verhält sich oftmals falsch und frech gegenüber seinen Mitmenschen. Das kann erhebliche Auswirkungen auf das restliche Leben haben.

Schwache Vaterfiguren können ein Grund sein, warum es Jugendliche heutzutage so schwer haben, eine Ausbildung oder die Schule zu beenden.

Lebenslang Vater

Vater wirst du für den Rest deines Lebens sein und das ist auch gut so.
Dein Vatersein pausiert nicht während der Pubertät und hört auch nicht nach der Volljährigkeit deines Kindes auf. Egal ob es sich um ein kaputtes Auto, einen Umzug oder eine Heirat handelt, du wirst immer eine wichtige Rolle im Leben deines Kindes einnehmen.
Dein Engagement als Vater hat erheblichen Einfluss auf die Entwicklung des Kindes, vor allem auf die soziale und intellektuelle Entwicklung. Dabei können die Zusammenhänge vielschichtig sein. Die Zuwendung des Vaters hat auf einen Jungen einen größeren Einfluss als auf eine Tochter. Weiterhin kann dein aktives Mitwirkungen bei der Erziehung einen Einfluss auf den Familienzusammenhalt haben. Die Wärme eines Vaters wirkt sich positiv auf die geistige und

soziale Wirkung eines Kindes aus und prägt dessen Wertvorstellungen.

Unterschiede zwischen Sohn und Tochter

Generell besteht die Möglichkeit, einen Sohn oder eine Tochter zu bekommen. Vielleicht gehörst du zu den Glücklichen und bekommst beides. Doch gibt es große Unterschiede in den Beziehungen zu einer Tochter auf der einen und zu einem Sohn auf der anderen Seite. Bei beiden Geschlechtern ist zunächst die Mutter die Bezugsperson. Je älter die Kinder aber werden, desto mehr verändert sich deine Rolle als Vaters.
Bereits im Kindergartenalter versuchen Jungs, ihrem Vater nachzueifern. Er ist für sie das große Vorbild und dient als Orientierung. Die ersten Tipps und Tricks im Umgang mit Mädchen erfahren sie von ihm. Er ist auch ihr Ansprechpartner, falls es zu Problemen kommen sollte. Während der Schulzeit beginnt die Pubertät der Jungs. Sie stemmen sich oft gegen ihren Vater und scheuen keine Konfrontation. Sie werden versuchen, sich optisch und in ihrem Verhalten von ihren Eltern abzugrenzen. Allerdings ist es

auch die Zeit, in der der Vater dem Sohn Angeln und andere Sachen beibringt. Jungs benötigen einen Vater, um Autorität zu verstehen.

Die Beziehung zwischen Vater und Tochter ist im Vergleich zu der zum Sohnemann nicht so stark. Das Mädchen versucht, sich am anderen Elternteil zu orientieren. Auch bei Fragen rund um das andere Geschlecht steht die Mutter stets mit Rat und Antwort zur Seite. Als Vater wirst du später eine schützende Funktion einnehmen und versuchen, Gefahren von deiner Tochter fernzuhalten. Wie sagt man so schön: „Bei einem Sohn muss man sich nur um einen Penis Gedanken machen, bei einer Tochter um alle.“

Kurz gesagt: Du bist wichtig für deine Kinder!

Als Vater spielst du eine wichtige Rolle im Leben deiner Kinder. Du vermittelst ihnen Autorität und bringst ihnen Werte bei. Vor allem Jungs orientieren sich an deinem Verhalten und wollen dieses nachahmen. Ohne einen Vater wissen die Kinder oft nicht, was Autorität bedeutet. Dementsprechend bekommen sie im späteren Leben Probleme. Als Vater bist du weiterhin für die geistige und soziale Entwicklung des Kindes verantwortlich. Vater wirst du für ein ganzes Leben sein, ob für Tochter, Sohn oder beides. Sie werden immer wieder bei Problemen, Umzügen oder Fragen auf dich zurückgreifen.

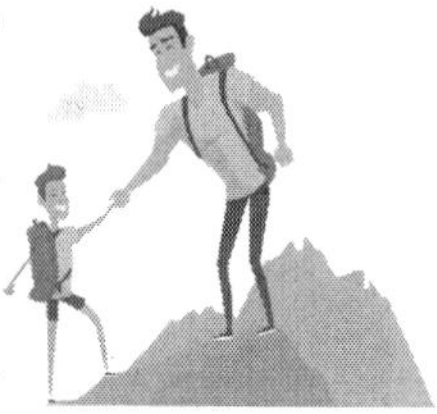

„Das Auf und Ab der Gefühle"

Zu Beginn des ersten Trimesters, welches etwa die ersten drei Monate der Schwangerschaft umfasst, wird sich deine Partnerin noch gut fühlen. Aber das wird sich schnell ändern. Obwohl sie am meisten mit der Schwangerschaft zu tun hat, wird es auch für dich unangenehme Veränderungen geben.

Die Schwangerschaft ist ein Auf und Ab der Gefühle. Wie du bereits weißt, macht deine Partnerin eine große hormonelle Veränderung durch, die sich auch auf ihre Gemütslage auswirkt. Der weibliche Körper beginnt mit der Schwangerschaft, all jene Hormone auszuschütten, die dem Sprössling beste

Bedingungen zum Wachsen garantieren, vor allem Östrogen und Progesteron. Damit verbunden sind allerdings auch Nebenwirkungen wie Übelkeit, Müdigkeit, Erbrechen und Stimmungsschwankungen. Unter Umständen kann das eine ganz schöne Herausforderung für eure Partnerschaft sein.

Natürlich ist nicht nur deine schwangere Frau von diesen Veränderungen betroffen. Die Aufregung über ein neues Familienmitglied kann auch deine Welt durcheinanderbringen, ganz egal, wie groß der Kinderwunsch auch gewesen sein mag. So wirst du als Mann zwar keine hormonell bedingten Achterbahnfahrten der Gefühle durchmachen müssen, die neue Situation und ungewohnte Verhaltensweisen deiner Partnerin dürften dich aber trotzdem beeinflussen. Ich kann dir leider keinen allgemeingültigen Ratgeber liefern, schließlich reagiert jede Frau unterschiedlich auf die Schwangerschaft. Trotzdem werde ich aber an verschiedenen Stellen in diesem Buch noch näher auf den Umgang mit deiner Frau eingehen und meine Erfahrungen an dich weitergeben.

Während sich manche Frauen im ersten Trimester zurückziehen und gern allein sind, leben andere ihre Emotionen ganz offen aus. In eurer

Partnerschaft ist es daher wichtig, wie entstehende Konflikte ausfallen, aber auch, wie ihr mit diesen vor der Schwangerschaft umgegangen seid. Solltet ihr zuvor bereits eine gesunde Streitkultur gepflegt haben, werdet ihr sicher auch mit den Gefühlsherausforderungen der Schwangerschaft fertig.

Eine gute Herangehensweise ist es, wenn ihr beide zugebt, dass ihr unterschiedliche Blickwinkel und Positionen hinsichtlich der Schwangerschaft einnehmt. Für deine schwangere Frau können die körperlichen Veränderungen oftmals sogar überwältigend sein, da gerade das erste Trimester von den eingangs genannten Schwangerschaftsproblemen geprägt ist. Ihr teilt aber beide die Herausforderung, euch auf die Elternschaft einstellen zu müssen. Daraus erwachsen weitere Schwierigkeiten, wenn es darum geht zu realisieren, dass Nachwuchs ansteht. Versuche, dich auf diese Dinge von vornherein einzustellen und sie nicht erst als Herausforderung ernst zu nehmen, wenn der Bauch deiner Partnerin zu wachsen beginnt oder der Ultraschall sichtbare Veränderungen offenbart.

Um diese unterschiedlichen Perspektiven auf einen Nenner zu bringen, ist Kommunikation das beste Mittel. Lasst einander an euren Gefühlen, Ängsten und Erwartungen teilhaben. Durch diesen Austausch baut ihr euch eine Brücke und könnt die Herausforderungen gemeinsam angehen. Finde heraus, welche Bedürfnisse deine Partnerin während des ersten Trimesters verspürt, wie sie ihre neue Rolle wahrnimmt. So lernst du als angehender Vater, die Lage deiner schwangeren Freundin zu verstehen; sie hingegen erhält Beistand und kann aus ihrer Isolation ausbrechen, um wichtigen Halt zu finden.
Also halte durch – es wird sich lohnen!

„Oma weiß Rat. Hausmittel bei Schwangerschaftsbeschwerden"

Da der kleine Körper deines Babys besonders in der Anfangsphase der Schwangerschaft sehr empfindlich ist, sollte deine Partnerin auf die Einnahme von Medikamenten verzichten. Zum Glück gibt es gegen viele Schwangerschaftsbeschwerden auch natürliche Hausmittel, die Linderung verschaffen. Ich habe für dich mal die besten Hausmittelchen und Methoden zusammengetragen.

Bei Übelkeit

Aller Anfang ist schwer: Bei Morgenübelkeit ist es empfehlenswert, nach dem Aufwachen nicht ruckartig aufzustehen, sondern sich Zeit zu lassen und eventuell im Bett ein Stückchen Zwieback oder ein paar Kekse zu essen.
Frisch geriebener Ingwer als Tee oder Bonbon verschafft ebenfalls Linderung.
Gönn deiner Frau viel Ruhe und Entspannung. Denn sobald sie sich entspannt, lässt auch die Übelkeit nach.
Übrigens ist warmes Essen bekömmlicher als kaltes.

Krampfadern

Krampfadern gehören zu den häufigsten Schwangerschaftsbeschwerden, weil die von uns so geliebten Hormone nicht nur die Stimmung deiner Frau beeinflussen, sondern auch das Bindegewebe auflockern.

Um Krampfadern vorzubeugen, sollte sie möglichst Vitamin-E-reich essen und ihre Beine so oft wie möglich hochlegen.
Auch beim Schlafen sollten die Beine erhöht gelagert werden.

Auf jeden Fall sollte langes Stehen vermieden werden.

Selbstverständlich wirkt sich auch hierbei regelmäßige Bewegung vorteilhaft aus.

Darmträgheit

Hierbei handelt es sich um ein typisches Schwangerschafts-Wehwehchen. Durch die hohe Konzentration der Hormone Östrogen und Progesteron im Körper wird der Darm etwas träge. Um einer Verstopfung vorzubeugen, sollte deine Frau immer direkt zur Toilette gehen, wenn sie den ersten Druck verspürt.
Abführmittel sind absolut tabu.
Ballaststoffreiche Nahrungsmittel wie Müsli, Vollkornprodukte und Obst tragen zu einen aktiven Darm bei.

Wadenkrämpfe

Wadenkrämpfe sind nicht nur schmerzhaft, sondern rauben deiner Frau und damit auch dir den nächtlichen Schlaf. Die kleinen Scheißer treten nämlich häufig in der Nacht auf.
Die Beine vor dem Schlafen abwechselnd warm und kalt abzuduschen, entspannt die Muskulatur.
Vertrau mir: Es bewirkt Wunder, wenn du ihr vor dem Einschlafen die Beine massierst.
Beim Auftreten von Wadenkrämpfen sollte deine Frau ihre Füße schnell zu sich ziehen und dann strecken. Anschließend sollte sie etwas umherlaufen oder die Beine massieren. Auch die Beine mit Lavendel-Zypressen-Öl einzureiben, soll helfen.
Eine Ursache für Wadenkrämpfe ist Magnesiummangel und hier solltet ihr vorsorgen. In Vollkornprodukten, Orangen, Bananen, Grünkohl, Nüssen und Kartoffeln ist viel Magnesium enthalten.

Sodbrennen

Sodbrennen ist äußerst unangenehm und hängt vermutlich damit zusammen, dass die Gebärmutter den Magen nach oben drückt und der Schließmuskel am Mageneingang hormonell bedingt etwas erschlafft während der Schwangerschaft.

Deine Partnerin sollte über den Tag verteilt besser mehrere kleine Mahlzeiten als wenige große zu sich nehmen und auf Lebensmittel wie Kaffee, Zucker und stark gewürzte Speisen verzichten. Lebensmittel wie Kartoffelbrei, Milch, Nüsse, Mandeln und Papaya neutralisieren überschüssige Magensäure.

Ein sehr hilfreiches Mittel bei Sodbrennen ist ein Glas warme Milch direkt vor dem Schlafengehen.

Rückenschmerzen

Gerade zum Ende der Schwangerschaft hin haben werdende Mütter an zusätzlichem Gewicht zu tragen. Die Wirbelsäule deiner Frau ist dafür zwar gut ausgestattet; aber durch die natürliche

Krümmung der Wirbelsäule entsteht schnell ein Hohlkreuz, das zu Rückenschmerzen führt.
Besorg für deine Partnerin eine Wärmflasche beziehungsweise ein Dinkel- oder Kirschkernkissen. Das wirkt oft Wunder. Außerdem sind heiße Kartoffel-Wickel und Rotlicht sehr entspannend. Aber auch ein warmes Entspannungsbad schafft Abhilfe.
Darüber hinaus hilft bei dieser Art von Schwangerschaftsbeschwerden auch Bewegung – zum Beispiel ein Spaziergang, eine Runde Schwimmen oder Schwangerschafts-Yoga.

Geschwollene Füße

Die geschwollenen Füße während der Schwangerschaft entstehen, weil sich im Körper Wasser ansammelt. Die dadurch auftretenden Beschwerden sind meist harmlos, jedoch recht unangenehm.

Ein Hausmittel, das sich gegen Wassereinlagerungen bewährt hat, sind kalte und warme Wechselbäder für die Waden. Achte darauf, dass deine Partnerin sich ausgewogen und eiweißreich ernährt.

„Schau doch mal, wie groß die werden."

Zu Beginn dieses Buches habe ich es schon mal kurz angesprochen. Aber was zum Teufel haben wir nur mit den Brüsten unserer Frauen! Sie üben eine fast magische Faszination auf uns aus. Welcher Mann möchte sie nicht gerne ständig anfassen und sie in den Händen spüren.

Es ist während der Schwangerschaft eine der frühesten und für dich wahrscheinlich erstaunlichsten Veränderungen am Körper deiner Partnerin. Die Brüste können um bis zu eine Körbchengröße wachsen.

Ein alter Volksglaube besagt, umso größer die Milchtüten vor der Schwangerschaft, desto satter der Spross. Das ist natürlich kompletter Unsinn. Die Ausgangsgröße der Brüste spielt für die Milchproduktion keine Rolle.

Das Wachstum der Brüste wird von großen Mengen Östrogen und Progesteron verursacht und dient dazu, dass die Brüste sich auf das Stillen und die Milchproduktion vorbereiten. Die schlechte Nachricht für dich ist leider, dass die Brüste sehr berührungsempfindlich werden können und die Brustwarzen entzünden sich oft. Du wirst auch feststellen, dass die Brustwarzen aufgrund der besseren Durchblutung dunkler werden und sich ebenfalls vergrößern. Das ist für uns Männer schön anzusehen, aber bedenke, dass es für deine Frau eine Belastung darstellen könnte. Es ist in deinem Interesse, ein Nein deiner Partnerin zu akzeptieren und ihr nicht bei jeder Gelegenheit an die Brüste zu fassen.

Auch deiner Frau wird die vergrößerte Oberweite gefallen, womit wir wieder vor dem nächsten Problem stehen: Bei nicht wenigen Frauen ist die Angst groß, dass das anschließende Stillen den liebgewonnen Busen in eine Hängebrust verwandelt. Diese Befürchtung ist vor allem bei jüngeren Frauen und Erstgebärenden verbreitet. Obwohl aktuelle Studien das eindeutig widerlegen, verzichten viele Frauen auf das Stillen und verabreichen anstelle gesunder Muttermilch lieber Ersatznahrung.

Das ist aber völlig unnötig und nur ein weit verbreitetes Vorurteil. Statt des Stillvorganges sind es eher Faktoren wie das Alter, Hautelastizität, Anzahl der Schwangerschaften und ungesunde Ernährung, die den Hängebusen begünstigen.
Am Ende entscheidend sind eure Einstellung zu einer gesunden Lebensweise und wie gelassen ihr mit solchen Sachen umgeht.
Stillen ist ein Wunder der Natur. Warum sollte man das nicht nutzen?

„Sitzen da nicht nur Frauen rum?"

Der erste gemeinsame Besuch beim Frauenarzt steht an und es könnte eine unvergessliche Erfahrung werden, wenn du dich traust. Mit dem ersten Arzttermin solltet ihr allerdings bis zur siebten oder achten Woche warten. Vorher sieht man im Ultraschall noch nicht viel, oft nur eine schwarze Hülle mit einem kleinen Punkt darin.
Bestimmt zeigen sich bei dir auch gemischte Gefühle, wenn du von deiner Frau gefragt wirst, ob du bei der ersten Untersuchung in der Schwangerschaft dabei sein möchtest. Voraussetzung dafür ist natürlich, dass auch ihr

Frauenarzt auf den Besuch des männlichen Partners eingestellt ist. Du fühlst dich bestimmt wohler, wenn das Personal an nervöse Väter gewöhnt ist und weiß, wie es damit umgehen muss. Damit der Termin beim ersten Besuch auch für dich als Vater ein erfüllter Termin wird, gilt es, Einiges zu berücksichtigen.
Aber es kann auch wichtig für dich sein, als Vater deine Liebste zu den Terminen beim Frauenarzt zu begleiten. Denn Höhen und Tiefen sind während einer Schwangerschaft etwas ganz Normales. Diese Zeit solltet ihr als Paar gemeinsam durchstehen. Sollten sich Fragen oder Unsicherheiten zeigen, können Vater und Mutter vom Frauenarzt unterstützt werden.
Du kannst alle Informationen aus erster Hand erhalten, wenn du mit zum Gynäkologen gehst. Es kann vorkommen, dass deine Frau dir nicht sämtliche Informationen genau so weitergibt, wenn diese zum Beispiel nur in Bruchstücken ankommen oder du sie missverstehst. Damit du in sämtliche detaillierten Informationen auch eingeweiht sein kannst, bringt es viel, wenn du live dabei bist. Und glaub mir: Das erste Mal die Herztöne des kleinen Sprosses zu hören, treibt selbst dem Terminator die Tränen in die Augen.

Oder das Leuchten in den Augen deiner Frau, wenn sie das erste Mal den kleinen Klecks auf dem Bildschirm sieht – das werden unwiederbringliche und unbezahlbare Momente in deinem Leben sein. Auch kannst du so die Möglichkeit wahrnehmen, persönlich nachzufragen. Eventuell interessieren dich Dinge, an die deine Frau gar nicht denkt, während sie untersucht wird.
Daneben kannst du deiner Frau eine gute Stütze sein, wenn du bei der ersten Schwangerschaftsuntersuchung dabei bist. Im schlimmsten Fall kommen nämlich eventuell auch schlechte Neuigkeiten auf euch zu, die ihr beide gemeinsam verarbeiten könnt. Wenn nicht, könnt ihr euch gleichzeitig über die gute Entwicklung des Embryos freuen. Auch dann, wenn es deine Partnerin nicht zugibt, bist du für sie eine große Hilfe. Deine Anwesenheit alleine reicht dafür schon.
In eurer Partnerschaft werdet ihr euch ein Leben lang weiterentwickeln, denn dies ist eine Grundlage der Beziehung. Deine Frau entwickelt sich im Verlauf der Schwangerschaft ebenfalls weiter. Daran solltest du als Mann teilhaben.

Immerhin ist es ein gemeinschaftliches Projekt, wenn eine Familie gegründet wird. Ganz besonders schön ist es, wenn ihr Folgendes miteinander teilen könnt:

- *anfängliche Ungewissheit*
- *die Begleitung zum ersten Schwangerschaftstermin*
- *das Erfahren von unbekannten medizinischen Zusammenhängen*
- *schwangerschaftstypische Veränderungen deiner Frau beurteilen (Körper und Emotionen)*
- *die bildgebende Ultraschalldiagnostik erkennen und sehen*
- *das Lesen dieses Buches*

Aber wie kann ich mich als selbstbewusster Mann auf den ersten Besuch beim Pflaumendoktor vorbereiten?
Frage deine Partnerin nach ihren persönlichen Erfahrungen, damit du dich besser auf den Termin vorbereitet fühlst. Eventuell hat es in der Vergangenheit Wartezeiten gegeben oder du stellst Fragen, wie freundlich das Personal ist und Ähnliches. Sprich mit ihr über die bevorstehende Untersuchung und lass dir erklären, worum es in

der anstehenden Visite geht. Eventuell bestehen bestimmte Erwartungen und das darfst du gerne klären. Vielleicht habt ihr danach etwas zu tun, auch darüber dürft ihr sprechen. So kommt die Nervosität bei dir als Vater erst gar nicht auf. Sprecht gemeinsam Fragen ab, die dem Arzt gestellt werden. Es liegt an dir, während der Schwangerschaftsuntersuchung darauf zu achten, dass diese Fragen auch beantwortet werden.
Ich als Mann habe mich ja als Erstes gefragt, was wohl die anderen Patienten denken, wenn ich da als Vertreter des starken Geschlechts sitze.
Als Mann fällt einem sofort auf, dass sich im Wartezimmer nur Frauen befinden. Man spürt schon beim Betreten der Praxis die Blicke auf sich. Immerhin trittst du gerade in eine höchst intime Frauenwelt ein (Ja, liebe Leserinnen, so denken wir Männer darüber).
Deshalb musst du aber nicht unruhig sein und flüchten musst du schon gar nicht. Du bist ja nicht alleine mit der Situation, denn deine Frau ist auch dabei. Außerdem kannst du stolz auf dich sein, wenn du von anderen Frauen eventuell sogar neidische Blicke ernten kannst. Denn nicht immer ist der Partner dabei. Diesen Bonus darfst du nicht

unterschätzen, denn das kannst du später im Gespräch mit deiner Frau gerne erwähnen.
Wenn sich die Wartezeit für dich allzu lange erstreckt, kannst du dir ein Buch mitnehmen, damit du dich beschäftigst. Andernfalls stehen dir Zeitschriften wie zum Beispiel „Bild der Frau“, „Freundin“ oder „Brigitte“ zur Verfügung. Höchstwahrscheinlich freut sich deine Partnerin über etwas Unterhaltung in Form einer Zeitschrift, wenn sie im Wartezimmer mit dir sitzen darf.
Nun hast du bereits die ersten Hürden erfolgreich gemeistert. Das Ziel scheint immer näher zu rücken, wenn ihr im Untersuchungszimmer seid. Die meisten Gynäkologen beziehungsweise Frauenärzte oder Frauenärztinnen begrüßen es sehr, wenn die baldigen Eltern gemeinsam zur Untersuchung kommen. Wenn der Frauenarzt auf dich nicht ganz so eingehen kann, wie du es dir vorstellst, darfst du deine Fragen direkt und klar aber freundlich formulieren. Du bist ein wichtiger Teil als Vater und hast daher auch eine entsprechende Position. Keiner kann deine Frau so gut unterstützen wie du. Eventuell kannst du jetzt die Chance ergreifen, um wichtige Fragen zu stellen, die zuvor abgesprochen worden sind.

Diese könnten deiner Frau eventuell während der Untersuchung entfallen.
Es ist wichtig, dass du Wertschätzung und Respekt während der Situation der Untersuchung zeigst. Nimm dich liebevoll zurück und sei ein Gentleman. Das Zentrum sind die schwangere Frau und das ungeborene Kind, es sollte immer ein positives Miteinander sein. Sollte es zu einer vaginalen Untersuchung kommen, lohnt es sich, mit deiner Partnerin vorher zu besprechen, ob du anwesend sein solltest oder nicht. Auch wenn du jetzt sagst, ich sehe meine Frau doch nicht zum ersten Mal nackt da unten, kann es für deine Frau doch unangenehm sein, wenn du sie bei solch einer intimen Untersuchung beobachtest. Das Ziel ist es nämlich immer, die Spielregeln einerseits zu vereinbaren und andererseits auch zu befolgen, dann kann mit Sicherheit nichts schiefgehen.
Wenn ihr euch auf den Nachwuchs gemeinsam vorbereitet, musst du dich also nicht als Zaungast fühlen. An das Abenteuer Schwangerschaft darfst du offen und unbefangen herangehen. Löse dich vor konkreten Erwartungen oder bestimmten Vorstellungen, damit es für dich leichter ist, flexibel zu reagieren. Eventuell lässt du dir vom Frauenarzt noch das Phänomen der

Co-Schwangerschaft erklären oder du schaust in das Kapitel Couvade-Syndrom: Da habe ich versucht, es anschaulich und nachvollziehbar zu erklären.

So wird der Terminplan deiner Frau in den nächsten Wochen aussehen:

Woche 9 bis 12
Mit der ersten Ultraschalluntersuchung, lassen sich bereits die ersten Herzschläge überprüfen. Sie werden von nun an bei jeder Untersuchung abgehört. Des Weiteren wird bei deiner Partnerin Blutdruck, ihr Gewicht und der Stand ihrer Gebärmutter überprüft sowie eine Urinprobe genommen. Außerdem wird mithilfe der Ultraschalluntersuchung der voraussichtliche Entbindungstermin berechnet. In der elften Woche ist es möglich, eine sogenannte Chorionzottenbiopsie durchzuführen. Diese vorgeburtliche Diagnostik solltet ihr euch überlegen, wenn deine Frau über 35 Jahre ist oder es Erbkrankheiten bei euch in der Familie gibt. Bei der Chorionzottenbiopsie wird ein wenig Plazentagewebe entnommen; das Gewebe beinhaltet die sogenannten Chorionzotten. Da sich die Plazenta genau wie der Fötus aus einem Teil der befruchteten Eizelle entwickelt, haben die Chorionzotten dasselbe Erbgut wie der Fötus. Deshalb können Ärzte sehr gute Aussagen darüber treffen, ob irgendwelche genetischen Krankheiten vorliegen – zum Beispiel Trisomie 21 und einige Stoffwechselkrankheiten.

Woche 13 bis 16

Bei der zweiten Vorsorgeuntersuchung überprüft der Arzt die Lage eures Kindes und seine Herztöne. Bei deiner Frau wird das Wachstum der Gebärmutter kontrolliert. Ihr Gewicht und der Blutdruck werden gemessen und auch ein Urintest wird wieder gemacht. Eventuell wird der Arzt eine vaginale Untersuchung machen.

In der 14. bis 19. Woche ist die mögliche Zeit für eine Fruchtwasseruntersuchung, auch Amniozentese genannt. Die Amniozentese zählt zu den speziellen Untersuchungen während der Schwangerschaft und ist nicht Bestandteil der normalen Schwangerschaftsvorsorge.
Bei der Fruchtwasseruntersuchung wird direkt aus der Fruchtblase mit einer Nadel Fruchtwasser entnommen. Untersucht werden die Zellen, die sich darin befinden. Ziel der Fruchtwasseruntersuchung ist es, Erbkrankheiten, Fehlbildungen und Chromosomenabweichungen wie Trisomie 21 zu erkennen.

Woche 17 bis 19

Bei der dritten Vorsorgeuntersuchung überprüft der Arzt die Lage eures Kindes und seine Herztöne.

Woche 19 bis 23

Bei der vierten Vorsorgeuntersuchung überprüft der Arzt die Lage eures Kindes und seine Herztöne. Die zweite Ultraschalluntersuchung wird durchgeführt, dabei werden alle wichtigen Organe auf ihre gesunde Entwicklung hin untersucht.

Woche 24 bis 28

Während der fünften Vorsorgeuntersuchung werden wieder die Lage des Kindes und seine Herztöne überprüft. Zusätzlich wird bei deiner Partnerin ein Blutzucker-Test durchgeführt und der Antikörpersuchtest wiederholt. Ist deine Frau Rhesus-negativ und es werden keine Antikörper festgestellt, bekommt sie eine Standarddosis Anti-D-Immunglobulin.

Ab der 25. Schwangerschaftswoche ist es möglich, ein 3D- oder 4D-Ultraschall durchzuführen – ein unvergesslicher Augenblick!

Woche 29 bis 32

Sechste Vorsorgeuntersuchung und dritte Ultraschalluntersuchung: Der Arzt überprüft die zeitgerechte Entwicklung des Babys, die Organe auf ihre Funktion und die Position der Plazenta. Eventuell wird deine Partnerin vaginal untersucht, um festzustellen, ob der Muttermund noch fest verschlossen und der Gebärmutterhals nicht verkürzt ist.

Woche 32

In dieser Woche steht eine Blutuntersuchung nach Erregern des Hepatitis-Virus an. Das Virus kann schwere Leberschäden hervorrufen. Wird bei deiner Frau eine Infektion festgestellt, bekommt das Baby direkt nach der Geburt eine Impfung, damit es sich nicht ansteckt und eine Gelbsucht vermieden werden kann.

Woche 35 bis 37

Untersuchung auf Streptokokken per Scheidenabstrich: Die Untersuchung ist zwar nicht Bestandteil der gesetzlichen Mutterschaftsvorsorge, wird aber von Ärzten empfohlen, da diese Bakterien schwere Krankheiten bei Neugeborenen auslösen können. Sollte der Befund positiv sein, erfolgt ein Eintrag in den Mutterpass und dein Kind wird dann während der Geburt vor der Infektion geschützt.

Woche 40

Am Ende dieser Woche liegt euer errechneter Entbindungstermin.

„Was futtert denn so eine Schwangere?"

Du weißt ja jetzt schon, dass die Schwangerschaft eine große Veränderung für den Körper deiner Partnerin ist. Werdende Mütter befinden sich in einer ungewohnten Lage und müssen sich der Situation anpassen. Generell ist eine Schwangerschaft eine tolle, aber anstrengende Zeit. Auch ohne große Komplikationen solltest du als Mann ihr stets zur Seite stehen. Vor allem im letzten Drittel benötigt eine werdende Mutter viel Unterstützung von dir. Während der Schwangerschaft ist es nicht immer leicht, auf ihre Bedürfnisse einzugehen. Insbesondere die Ernährung spielt eine wichtige Rolle.

In der Schwangerschaft muss sich deine Frau vor allem ihrer Ernährung anpassen. Schließlich isst sie für zwei. Nicht selten kommen von allen Seiten die unterschiedlichsten Ratschläge zum Thema Essen. Da kann man schnell den Überblick verlieren. Auf keinen Fall darf der Ernährungsplan zu stark eingeschränkt sein. Das Baby und die werdende Mutter benötigen wichtige Nährstoffe und Vitamine. Folgende Lebensmittel sind während einer Schwangerschaft zu empfehlen.

Obst und Gemüse

In Obst und Gemüse befinden sich wertvolle Vitamine, Ballaststoffe sowie Mineralien, die den Körper mit allen wichtigen Nährstoffen versorgen. Auch sekundäre Pflanzenstoffe und Antioxidantien sind enthalten. Die Verbote im Bereich von Obst und Gemüse halten sich in Grenzen. Verzichten solltet ihr zum Beispiel auf abgepackte Fertiggerichte sowie vorgeschnittene Früchte. Diese können unter anderem mit Keimen belastet sein, die schädlich für das Baby sind. Vor der Zubereitung oder dem Verzehr empfiehlt sich ein gründliches Waschen.

Fisch und Fleisch

Fisch und Fleisch sind bekannt aufgrund ihrer zahlreichen Proteine. So werden Mütter mit ausreichend Eisen und Jod versorgt.

Tabu für die Mutter und das heranwachsende Baby sind rohe Produkte, die nicht ausreichend erhitzt worden sind. Dazu zählen rohes Fleisch, Sushi oder Salami. Nicht selten sind diese mit gefährlichen Keimen kontaminiert. Auch Fischarten wie Marlin oder Schwertfisch sollten in

Maßen gegessen werden, da sie viel Quecksilber enthalten.

Milchprodukte und Eier

Gerade schwangere Frauen benötigen einen hohen Anteil an Kalzium, welcher in unterschiedlichen Milchprodukten gefunden werden kann. Gut geeignet sind Eierspeisen oder Eier, die den Körper mit viel Eisen und Folsäure versorgen. Allerdings gilt hier dasselbe Szenario wie bei den Fischprodukten: Rohe Sachen sollten vermieden werden. Tiramisu oder ein halbrohes Ei sind tabu. Diese können eventuell mit einem Krankheitserreger belastet sein.

Getränke

Durch die enorme körperliche Belastung verändert sich auch das Trinkverhalten. Ein guter Richtwert sind zwei bis drei Liter an Flüssigkeit pro Tag. In keinem Fall darf zu Alkohol gegriffen werden. Er greift das zentrale Nervensystem an und kann das Kind schädigen. Auch gesüßte Getränke sollten nur in Maßen getrunken werden. Empfehlenswert sind Wasser und ungesüßte Getränke wie Tee.

Dieser ist optimal für Schwangere: Er wärmt in der kühlen Zeit und tröstet deine Frau, wenn es ihr mal nicht so gut geht. Und das Beste daran ist: Tee hat keine einzige Kalorie.
Übrigens wirken Getränke wie Bitter Lemon in größeren Mengen wehenauslösend.

Jede Minute entstehen über 400 neue Nervenzellen im Gehirn des Ungeborenen. Wenn ihr wollt, dass es jede einzelne nutzen kann, ist Alkohol absolut tabu. Es ist ein aggressiver Zellenkiller und bevorzugt am liebsten Baby Hirn.

Deine Partnerin muss nicht komplett auf Koffein verzichten. Maximal 200 Milligramm Koffein sind pro Tag erlaubt, was rund zwei Tassen Kaffee entspricht.
Erhöhter Koffein-Genuss während der Schwangerschaft könnte das Risiko einer Fehlgeburt erhöhen oder negativen Einfluss auf das Geburtsgewicht haben.

Diese Lebensmittel sollten nicht gegessen werden:

Einige Lebensmittel sind nicht für das Baby geeignet. Einige Nahrungsmittel enthalten Bakterien oder können mit Parasiten belastet sein. Entweder man verzichtet vollständig darauf oder achtet auf eine korrekte Zubereitung.

Im Idealfall solltet ihr folgende Lebensmittel komplett von eurem Speiseplan streichen. Sie sollten nicht gegessen werden:

Käse

Während der Schwangerschaft muss deine Partnerin nicht völlig auf den Genuss von Käse verzichten. Die meisten Käsesorten enthalten wichtige Mineralstoffe, Spurenelemente, Eiweiß und Vitamine. Solche Nährstoffe benötigt sie, damit sich dein Kind in ihrem Bauch optimal entwickelt.

Rohmilchkäse mit einem weißen Schimmelrand oder Frischkäse sollten vermieden werden. Dazu zählen unter anderem Camembert oder Gorgonzola. Diese Käsesorten können Listeria-Bakterien enthalten.

Als Faustregel gilt: Käse, der aus ultrahocherhitzter Milch (150 °C) hergestellt worden ist, darf in der Schwangerschaft gegessen werden. Käse aus pasteurisierter Milch (100 °C) darf nicht gegessen werden.

Leber

Leber beziehungsweise generell Leberprodukte sollten im Kühlschrank gelassen werden. Zu große Mengen enthalten Retinol, welches in höheren Mengen schädlich sein kann.

Rohe Lebensmittel

Wie oben bereits erwähnt, sind rohes Fleisch, rohe Eier und andere rohe Lebensmittel nicht zu empfehlen. Die Gefahr von Bakterien ist zu groß.

Auch du als Mann musst dich von nun an umstellen und liebgewonnene Gewohnheiten vor deiner Frau während der Schwangerschaft unterlassen. Stell dir mal vor, du dürftest ein Jahr lang dein Lieblingsgetränk nicht mehr trinken und deine Frau würde regelmäßig neben dir auf der Couch genau dieses genießen. Genau!

Irgendwann würdest du schwach werden und wahrscheinlich nach dem Motto „Einmal ist kein Mal“ verfahren. Aber während der Schwangerschaft könnte der einmalige Genuss der „verbotenen Frucht“ zu ernsten Konsequenzen für das Baby führen. Auch passiv kannst du Einiges zu der positiven Entwicklung deines Babys beitragen.
Auf keinen Fall sollte in der Gegenwart des Babys geraucht werden. Auch mit Alkohol sollte Schluss sein. Auch du als Vater solltest erstmal unbedingt darauf verzichten, um die Frau nicht unnötig in Versuchung zu führen.
Während einer Schwangerschaft ist eine gesunde und ausgewogene Ernährung das A und O. Der Verzicht auf Dinge, die vor der Schwangerschaft zum liebgewonnenen Speiseplan gehört haben, fällt viel leichter, wenn beide Partner darauf verzichten und auf eine ausgewogene Ernährung achten.

Fazit

Insbesondere die Ernährung ist in den 40 Wochen der Schwangerschaft ein ernst zu nehmendes Thema. Schließlich wird für das Ungeborene mitgegessen.

Sehr zu empfehlen sind Obst und Gemüse, da sie viele Vitamine und Mineralstoffe enthalten. Auch Milchprodukte, Nüsse und Fleisch sind voller Proteine und Eiweiß.

Abstand gehalten werden sollte von rohen Produkten. Die Gefahr von Bakterien ist zu hoch.

Unter Einhaltung der oben genannten Tipps kann eigentlich nichts mehr schiefgehen.

„Meine Frau ernährt sich aber vegan"

Vegane Ernährung in der Schwangerschaft

Ob sich eine vegane Ernährung in der Schwangerschaft eignet, wird kontrovers diskutiert.
Eine kürzlich veröffentlichte medizinische Studie ist der Frage nachgegangen, ob eine vegane oder vegetarische Ernährung negative Auswirkungen auf die Gesundheit von Mutter und Kind hat. Die Mediziner sind zu dem Schluss gekommen, dass bei einer ausgewogenen Ernährung und der Zufuhr von einigen Nährstoffen kein erhöhtes

Risiko zu erwarten ist.

Fest steht aber: Wenn deine Frau weiterhin auf tierische Produkte verzichten möchte, solltet ihr euch informieren und von eurem Arzt beraten lassen.

Vegane Ernährung bedeutet, dass alle tierischen Produkte vom Speiseplan gestrichen werden. Es wird also auf Fleisch, Fisch, Eier, Honig, Milch und Milchprodukte verzichtet. Viele Veganerinnen möchten ihre Ernährungsweise auch in der Schwangerschaft beibehalten.

Sich in der Schwangerschaft vegan zu ernähren, ist nicht komplett unmöglich, bedarf aber einer sorgfältigen Planung. Der Grund dafür: In der Schwangerschaft besteht ein erhöhter Bedarf an bestimmten Nährstoffen, um Mutter und Kind ausreichend zu versorgen. Schon in den ersten Schwangerschaftswochen wird eine erhöhte Zufuhr an Folat, Jod und Eisen empfohlen.

Folat zählt zu den wasserlöslichen B-Vitaminen und kommt in natürlicher Form, in vielen Gemüse, Obst, Vollkorn- und Milchprodukten vor. Da Folat aber sehr empfindlich gegenüber Licht und Hitze ist, wird es als Nahrungsergänzungsmittel eingenommen. Besonders in der Schwangerschaft trägt Folat dazu bei, dass das zentrale Nervensystem des Ungeborenen entsteht und Fehlbildungen verhindert werden.

Ab dem vierten Schwangerschaftsmonat steigt der Energiebedarf leicht an (etwa um 250 kcal pro Tag bei Normalgewichtigen). Außerdem haben Schwangere einen erhöhten Eiweißbedarf (etwa 20 bis 35 Prozent mehr) und einen Mehrbedarf an essenziellen Fettsäuren und Vitaminen (z. B. Vitamin A, B2, B6 und B12).

Deshalb wird schwangeren Frauen allgemein empfohlen, besonders auf die Auswahl ihrer Lebensmittel zu achten und sich ausgewogen zu ernähren.

Vegane Ernährung in der Schwangerschaft - problemlos möglich?

Laut der Deutschen Gesellschaft für Ernährung (DGE) wird die Wahrscheinlichkeit einer Unterversorgung größer, je stärker die Lebensmittelauswahl eingeschränkt ist.
Eine rein pflanzliche Ernährung mit Gemüse, Hülsenfrüchten, Obst, Nüssen, Samen, Pflanzenölen und Vollkornprodukten wird hinsichtlich ihrer Inhaltsstoffe (z. B. Vitamin C, sekundäre Pflanzenstoffe, Antioxidantien oder Ballaststoffe) zwar durchaus als positiv und gesundheitsfördernd angesehen, die gleichzeitig geringere Zufuhr an bestimmten Vitaminen und Mineralstoffen allerdings kritisch betrachtet.

Nährstoffe, die überwiegend in tierischen Produkten vorkommen, müssen bei einer ausschließlich veganen Ernährung anderweitig sichergestellt werden. Dazu zählen Proteine (bzw. die darin enthaltenen unentbehrlichen Aminosäuren), langkettige Omega-3-Fettsäuren, Mineralstoffe wie Kalzium, Eisen und Zink oder Vitamine wie Riboflavin oder Vitamin D und vor allem Vitamin B12, das in pflanzlichen Lebensmitteln nicht oder nur in Spuren vorkommt.

Beratung für eine vegane Ernährung in der Schwangerschaft

Nicht nur die Deutsche Gesellschaft für Ernährung (DGE) bekräftigt, wie wichtig es ist, dass schwangere Frauen Kenntnis davon haben, welche Nährstoffe in Lebensmitteln stecken und wie sie diese ausreichend aufnehmen können. Auch die CDU-Bundestagsabgeordnete Gitta Connemann hat laut Spiegel-Online gefordert, dass Schwangere im Rahmen der Vorsorgeuntersuchung eine Ernährungsberatung erhalten sollten.

Eine ärztliche Beratung über eine geeignete Nahrungsergänzung für Veganerinnen in der Schwangerschaft ist zu empfehlen. Schwangere Frauen, die sich vegan ernähren wollen, sollten deshalb mit ihrem Arzt sprechen und während der Schwangerschaft ärztlich beobachtet werden. Auch eine regelmäßige Kontrolle der Blutwerte ist ratsam, um einen möglichen Mangel frühzeitig festzustellen.

Fünf Ernährungstipps für eine vegane Ernährung in der Schwangerschaft

1. Energiedichte decken

Der leicht erhöhte Energiebedarf sollte nicht durch den Verzehr von fettreichen Speisen gedeckt werden. Eiweißreiche Lebensmittel sind gute Energielieferanten und versorgen den Körper darüber hinaus mit wichtigen Nährstoffen. Erhöht einfach die Portion Gemüse und greift vermehrt zu Vollkornprodukten und Hülsenfrüchten!

2. Eiweiß (Protein) verzehren

Geeignete Proteinquellen sind Hülsenfrüchte, Vollkorngetreide und Nüsse. Aber auch Sojaprodukte (z. B. Tofu) enthalten Eiweiß und helfen dabei, den erhöhten Bedarf zu decken.

3. Lebenswichtigen Fettsäuren Beachtung schenken

Als essenzielle Fettsäuren werden die Fettsäuren bezeichnet, die der menschliche Körper zum Überleben braucht, aber nicht selbst herstellen kann. Sie müssen mit der Nahrung aufgenommen werden und stecken zum Beispiel in fettreichen

Fischsorten wie Lachs. Veganer können Omega-3-Fettsäuren mit pflanzlichen Lebensmitteln aufnehmen. Empfehlen würde ich euch da Leinöl: Es liefert die wichtige Alpha-Linolensäure.

4. Vitamine aufnehmen

Möhren, Brokkoli und Aprikosen sind gute Lieferanten von Beta-Carotin, welches im Körper in Vitamin A umgewandelt wird. Da Vitamin D durch Sonneneinstrahlung in der menschlichen Haut gebildet wird, sind regelmäßige Spaziergänge an der frischen Luft empfehlenswert für alle Schwangeren. Durch Verzehr von Bananen, Hülsenfrüchten, Getreide, Walnüssen, Avocados und Kohl wird Vitamin B6 aufgenommen.
Folat ist wichtig für die Zellbildung (wie bereits am Anfang des Kapitels erwähnt). Das Vitamin steckt in grünem Blattgemüse, Getreide und Hülsenfrüchten. Rund ein Drittel, höchstens die Hälfte der Lebensmittel sollte als unerhitzte Rohkost verzehrt werden.

5. Mineralstoffe nicht vergessen

Während der Schwangerschaft sollte deine Partnerin doppelt so viel Eisen wie sonst zu sich nehmen. Bei einer veganen Ernährung kann dafür auf Hülsenfrüchte, Vollgetreide, Nüsse und Samen zurückgegriffen werden. Durch die Kombination mit Vitamin-C-reichen Lebensmitteln wird die Eisenaufnahme verbessert. Der Eisenwert sollte in der Schwangerschaft bei Veganerinnen und Nicht-Veganerinnen regelmäßig kontrolliert werden – und gegebenenfalls zusätzliches Eisen gegeben werden.

Empfehlenswert ist außerdem die ausschließliche Verwendung von jodiertem Speise- oder Meersalz – sofern keine Schilddrüsenerkrankung vorliegt, die dagegen spricht. Eine zusätzliche Versorgung mit Jod über Nahrungsergänzungsmittel kann in Absprache mit eurem Arzt sinnvoll sein.

Eine ausreichende Zinkversorgung kann durch Getreide, Hülsenfrüchte und Nüsse angestrebt werden.

Auch für eine ausreichende Kalziumversorgung solltet ihr sorgen: Gute Kalziumquellen sind Tofu, Brokkoli, Sesam und Sesammus, Nüsse, Amaranth und Grünkohl sowie mit Kalzium angereicherte Produkte (z. B. Soja- oder

Hafermilch), außerdem kalziumreiche Mineralwässer.

Vorteile einer veganen Ernährung in der Schwangerschaft

Die sorgfältige Planung einer veganen Ernährung während der Schwangerschaft und potenziell kritische Nährstoffe stehen oft im Vordergrund der Diskussion. Die Ernährungsform und die bessere Versorgung mit einzelnen Nährstoffen können aber auch Vorteile mit sich bringen, zum Beispiel einen stabilen Blutzuckerspiegel, eine bessere Zahngesundheit, Vermeidung von Sodbrennen oder Verstopfung. Die Nahrung weist oft ein besseres Fettsäuremuster auf und enthält weniger Zucker. Zudem sind Veganerinnen wie bereits gesagt mit manchen in der Schwangerschaft bedeutenden Nährstoffen besser versorgt.

Vegane Ernährung in der Schwangerschaft - gewusst wie

Damit euch eine vegane Ernährung in der Schwangerschaft gut gelingt, solltet ihr den geänderten Nährstoffbedarf berücksichtigen, insbesondere, wenn es sich um kritische Nährstoffe einer veganen Ernährung handelt. Der

Mehrbedarf sollte durch eine abwechslungsreiche Ernährung mit nährstoffdichten Lebensmitteln – sprich: einer vollwertigen Ernährung – gedeckt werden.
Kritische Nährstoffe sollten nur bei Bedarf (Vitamin B12 jedoch immer) substituiert werden. Eine sorgfältige Planung in Form einer gezielten Lebensmittelauswahl und guten Küchenpraxis zur Verbesserung der Nährstoffverfügbarkeit ist damit Voraussetzung.

Energiemehrbedarf

Der Mehrbedarf an Energie in der Schwangerschaft wird ab dem zweiten Trimester mit 255 kcal/Tag angegeben, für das dritte Trimester mit 500 kcal/Tag.
255 Kalorien entsprechen einer Zwischenmahlzeit, Vorspeise oder einer Extraportion während einer Hauptmahlzeit.
Schon 40 Gramm Vollkornnudeln (ungekocht) mit 100 Gramm Erbsen und einem Teelöffel Öl, eine Portion Kürbissuppe mit einer Scheibe Vollkornbaguette oder eine kleine Banane auf einer Maiswaffel mit 10 Gramm Cashewmus liefern diese Kalorienmenge.

Auch wenn der Energiemehrbedarf nicht überschätzt werden sollte, so sollte er auch nicht unterschätzt werden. Die Aufnahme von kritischen Nährstoffen ist nämlich bei ungenügender Energiezufuhr erschwert.

Eiweiß

Der Eiweißbedarf ist ab der 20. Schwangerschaftswoche leicht erhöht. Da bei einer veganen Ernährung auf eine ausreichende Zufuhr aller essenziellen Aminosäuren geachtet werden sollte, empfiehlt sich die gezielte Auswahl unterschiedlicher eiweißreicher Lebensmittel. Getreide, Hülsenfrüchte, Kartoffeln und Nüsse müssen zwar nicht in einer Mahlzeit kombiniert werden; dies kann jedoch gerade in der Schwangerschaft sinnvoll sein.
Beispiele wären ein Kichererbsen-Kartoffel-Curry mit Vollkorncouscous, Quinoa-Porridge mit Sojadrink und Nüssen, Vollkornnudeln mit Linsenbolognese, Sojaquark mit Knuspermüsli, Kartoffelbrei mit Erbsen und Getreidebratling oder Hummus auf Vollkornbrot.

Omega-3-Fettsäuren

Alpha-Linolensäure (ALA), Docosahexaensäure (DHA) und Eicosapentaensäure (EPA) sind die drei Omega-3-Fettsäuren. Bei einer veganen Ernährung wird hauptsächlich ALA und so gut wie kein DHA oder EPA aufgenommen. Der Körper kann ALA in geringem Maße in die beiden anderen Fettsäuren umwandeln.

DHA ist für die Entwicklung von Gehirn und Netzhaut des Fötus von großer Bedeutung. Mindestens 200 Milligramm werden von der DGE für Schwangere empfohlen.
In der Schwangerschaft empfiehlt es sich somit, mit DHA (aus Mikroalgenöl) angereicherte Öle zu verwenden, zum Beispiel angereichertes Lein-, Kokos- und Olivenöl; zwei bis drei Esslöffel angereichertes Leinöl täglich sind ein guter Richtwert. Sie können in Smoothies, Müsli, Salatdressings oder nachträglich über gekochtes Gemüse gegeben werden.

Um die Umwandlungsrate zu optimieren, ist das Verhältnis von Omega-3- zu Omega-6-Fettsäuren wichtig. Daher sollten kaum Distel-, Maiskeim- oder Sonnenblumenöl (Ausnahme: High Oleic), dafür aber gezielt Lein-, Walnuss- oder Rapsöl verzehrt werden.

Vitamin B12

Vitamin B12 muss bei einer veganen Ernährung grundsätzlich substituiert werden. Mit herkömmlichen pflanzlichen Lebensmitteln kann keine ausreichende Vitamin-B12-Versorgung sichergestellt werden. Da der Vitamin-B12-Bedarf in der Schwangerschaft nur leicht erhöht ist, kann die Einnahme eines Nahrungsergänzungsmittels beibehalten werden. Zusätzlich können mit dem Vitamin angereicherte Lebensmittel und Zahnpasta verwendet werden.

Zehn bis 50 Mikrogramm Vitamin B12 täglich sollten in der Schwangerschaft über ein Nahrungsergänzungsmittel aufgenommen werden.

Eisen

Die Zufuhrempfehlungen für Eisen sind in der Schwangerschaft doppelt so hoch wie sonst. Eine rein prophylaktische Einnahme von Eisensupplementen wird jedoch nicht empfohlen. Sie sollte im Bedarfsfall nach Rücksprache mit dem Arzt erfolgen.

Vollkorngetreide (vor allem Pseudogetreide), Hülsenfrüchte, Ölsamen, Nüsse sowie manche Trockenfrüchte und Gemüsesorten sind gute pflanzliche Eisenlieferanten. Um die Verfügbarkeit zu verbessern, sollten zeitgleich Lebensmittel verzehrt werden, die Vitamin-C-haltig oder reich an anderen organischen Säuren sind. Auch

Zubereitungsverfahren wie Einweichen oder Pürieren sind resorptionsfördernd.

Gute Beispiele hierfür sind Vollkornnudeln mit Möhrengrün-Kürbiskern-Pesto und Paprika, Hirsebrei mit Obst, Vollkornsauerteigbrot und Rohkost, gepoppter Amaranth-Riegel plus Apfelsine,
Haferflocken-Aprikosen-Energiebällchen und ein Glas Saft oder ein Salat aus geraspelten Möhren, gedünsteten Linsenkeimlingen und Zitronensaftdressing.

Um die Eisenaufnahme nicht zu hemmen, sollten Kaffee und Schwarztee während der Schwangerschaft – wenn überhaupt – nur in Maßen und nicht zu den Mahlzeiten genossen werden.

Zink

Ähnlich wie bei Eisen steigt die Verfügbarkeit von Zink durch den gleichzeitigen Verzehr bestimmter Lebensmittel, in diesem Fall Eiweiß und Zitronensäure, und die Zubereitung in Form von Einweichen, Garen, Fermentieren sowie Rösten und Keimen. Reich an Zink sind Vollkorngetreide, Hülsenfrüchte, Ölsamen und Nüsse. Fermentierte und zugleich eiweißreiche Lebensmittel sind zum Beispiel Tempeh und Sojajoghurt.

Kalzium

Auch wenn während einer Schwangerschaft kein Kalzium-Mehrbedarf besteht, sollte eine ausreichende Aufnahme sichergestellt werden, da viele (nicht nur Veganer) die Zufuhrempfehlung von 1000 Milligramm nicht erreichen. Am einfachsten ist dies mit einem kalziumreichen Mineralwasser (> 400 mg/l). Auch Sesam und Mandeln, am besten als Mus, sollten auf dem Speiseplan stehen, beispielsweise als Beigabe zu Dressings, Soßen oder Müslis. Auch oxalatarmes dunkelgrünes Gemüse wie Fenchel, Brokkoli und Grünkohl sowie angereicherte Pflanzendrinks sind gute Kalziumlieferanten. Da Kochsalz die Kalziumausscheidung fördert, empfehlen sich der sparsame Einsatz damit und ein geringer Verzehr stark gesalzener Fertigprodukte.

Jod

Jod ist bei Mischköstlern sowie Veganern ein kritischer Nährstoff, aber wichtig für die Entwicklung des Fötus. Diesem Mineralstoff gebührt also besondere Beachtung. Es sollte ausschließlich jodiertes Speisesalz beziehungsweise Meersalz mit jodhaltigen Algenzusätzen verwendet werden. Auch bei Backwaren, etwa Brot, sollten gezielt Produkte mit Jodsalz gewählt werden. Die Jodzufuhr über Salz allein ist schwierig; daher sollten Algen mit mittlerem Jodgehalt (z. B. Nori-Algen) regelmäßig verzehrt werden, so etwa als vegane Sushi, Flocken über Risotto, in Salat, Aufstrichen oder geröstet als Snack.

Schwangeren wird unabhängig von der Ernährungsform neben der Verwendung von Jodsalz die Ergänzung mit 100 bis 150 Mikrogramm Jod pro Tag empfohlen (bei Schilddrüsenerkrankungen in Rücksprache mit dem Arzt).

Vitamin B2

Vitamin B2 ist wichtig für die Embryonalentwicklung. Zwar ist die Versorgung nicht generell schlecht, allerdings ist das Vitamin sehr lichtempfindlich und wasserlöslich. Lebensmittel sollten dunkel gelagert, unzerkleinert gewaschen und schonend gegart werden (Garflüssigkeit verwenden). Ölsamen, Hefeflocken und Pilze sind gute Vitamin-B2-Lieferanten. Auch Nüsse sind reich an Vitamin B2.

60 Gramm gemischte Nüsse täglich sind für eine vegane Schwangerschaft ein guter Richtwert. Das Keimen von Getreide und Hülsenfrüchten erhöht deren Vitamin-B2-Gehalt. Keimlinge sollten während der Schwangerschaft vor dem Verzehr unbedingt kurz blanchiert werden.

Vitamin D

Für die Eigensynthese – die körpereigene Herstellung – von Vitamin D in der Haut sollte man sich täglich etwa 15 bis 30 Minuten mit freier Haut an Händen, Armen und im Gesicht im Sonnenlicht aufhalten (Wegen der Gefahr von Sonnenbrand kann je nach Hauttyp nur ein zeitlich begrenzter Aufenthalt in der Sonne ohne Sonnenschutz empfohlen werden.).

In den sonnenarmen Monaten sollten in nördlichen Breitengraden unabhängig von der Ernährungsweise und Lebensphase 20 Mikrogramm (800 IE) Vitamin D3 pro Tag über Nahrungsergänzungsmittel aufgenommen werden (Bei dunkler Hautfarbe kann dies immer ratsam sein.).

Da Vitamin D3 häufig aus Wollfett gewonnen wird, sollte man auf spezielle vegane und entsprechend gekennzeichnete Produkte, die aus Flechten gewonnen werden, zurückgreifen.

Vitamin A, Vitamin B6, Folat und Magnesium

Einige Mikronährstoffe gelten in einer veganen Ernährung eher nicht als kritisch beziehungsweise Veganerinnen sind teils sogar besser damit versorgt. Da sie aber in der Schwangerschaft eine wichtige Rolle spielen, sollte man ihnen dennoch Beachtung schenken.

Folat spielt in der Schwangerschaft eine extrem wichtige Rolle, da es für die Neubildung und Teilung von Zellen benötigt wird. Folat ist durch den in der Regel starken Obst- und Gemüseverzehr bei veganer Ernährung ein kleineres Problem. Die Verluste durch Zubereitung und Lagerung können jedoch bis zu 90 Prozent betragen. Der reichliche Verzehr unerhitzter, folsäurereicher Frischkost, wie zum Beispiel in Form von Salaten oder grünen Smoothies, ist somit ratsam.

Zudem wird allen Frauen, die schwanger werden können und wollen (möglichst einen Monat vor Beginn der Schwangerschaft), die Supplementation von 400 Mikrogramm Folsäure pro Tag empfohlen. Diese sollte bis zum Ende des ersten Trimesters beibehalten werden.

Ähnlich verhält es sich mit Vitamin A. Dieses kommt in einer veganen Ernährung zwar nicht vor, kann aber leicht aus Beta-Carotin umgewandelt werden und stellt bei ausreichender Obst- und Gemüsezufuhr kein Problem dar.

Auch die Versorgung mit Magnesium, das viele Schwangere supplementieren, stellt bei einer vollwertigen veganen Ernährung durch den Verzehr von Vollkornprodukten, Nüssen, Ölsamen und Hülsenfrüchten meist kein Problem dar. Mögliche Verluste in der Zubereitung können unter anderem durch die Verwendung des Kochwassers zum Beispiel für Soßen geringgehalten werden.

Vitamin B6 ist für die gesunde Entwicklung des Fötus wichtig, da es unter anderem an der Bildung von roten Blutzellen und Hormonen beteiligt ist. Der Bedarf ist zudem erhöht, da er an den Proteinstoffwechsel gekoppelt und die Proteinzufuhr in der Schwangerschaft zum Teil erhöht sein sollte. Viele vegane Lebensmittel wie Hülsenfrüchte, Vollkorngetreide, Nüsse, Avocados, Bananen oder Kohl sind jedoch reich an Vitamin B6.

(Die Angaben im vorstehenden Kapitel entstammen, wenn nicht anders angegeben, den Quellen 2 und 9 sowie dem Seminar „Vegane Vollwert-Ernährung in speziellen Lebensphasen" des UGB e. V.)

Es zeigt sich also, dass eine vegane Ernährung eine ausreichende Versorgung in der Schwangerschaft gewährleisten und sogar gesundheitsförderlich sein kann. Dem erhöhten Bedarf an Mikronährstoffen begegnet man am besten mit einer abwechslungsreichen Vollwertkost.

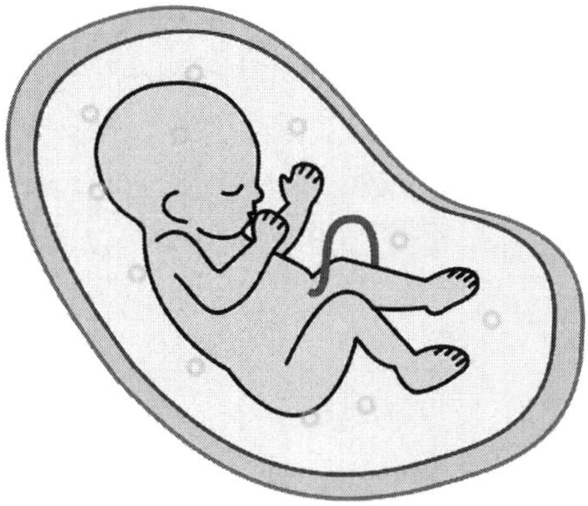

Zweites Trimester

Meinen Glückwunsch, du hast es geschafft! Von nun an kannst du wieder auf Sex hoffen. Nein, Spaß beiseite. Ich meine natürlich damit, dass ihr eine kritische Phase eurer Schwangerschaft überstanden habt. Dein Baby hat sich jetzt in der Gebärmutter deiner Frau eingenistet und besitzt bereits ein menschliches Profil.

Von diesem Zeitpunkt an dauert es noch etwa 180 Tage, bis ihr euer Baby in den Armen halten dürft. Für die meisten Paare beginnt nun der angenehmste Teil der Schwangerschaft. Ihr habt euch an den Gedanken, Eltern zu werden, gewöhnt und seid als Paar enger zusammengewachsen.

Mit Eintritt in das zweite Trimester verschwinden einige Schwangerschaftssymptome bei deiner Frau oder lassen deutlich nach – wie Übelkeit oder Müdigkeit. Ihr Körper hat sich in der Regel an die hormonellen Veränderungen gewöhnt und ist zu diesem Zeitpunkt auf die Entwicklung eures ungeborenen Kindes eingestellt. Aber sei unbesorgt, es kommen neue Symptome dazu. Dazu zählen zum Beispiel ununterbrochenes Pinkeln und ein ganz spezielles Essverhalten.
In dieser Phase wirst du wohl die ersten Veränderungen an deiner Frau bemerken, abgesehen von ihren Brüsten, welche schon im ersten Trimester eine erstaunliche Verwandlung durchlaufen haben. Ihr Bauch beginnt, sich bereits zu wölben und sie nimmt an Gewicht zu.

Bereits in zum Beginn des zweiten Trimesters, startet bei deiner Frau die Milchproduktion, die sogenannte Vollmilch. Diese farblose Flüssigkeit wird über die Brustdrüsen ausgeschieden oder kommt als Strahl herausgeschossen.

So langsam beginnt die Zeit, in der du ihr einige Aufgaben abnehmen musst. Aber übertreib es nicht! Ich habe von Männern gehört, die ihren Frauen die Schuhe haben binden wollen. Deine Frau möchte umsorgt und unterstützt werden; aber was sie garantiert nicht möchte, ist, dass du sie entmündigst. An dieser Stelle möchte ich dir einen Rat geben, der für eure Beziehung überlebenswichtig sein kann: Um es mit Yodas Worten zu sagen: „Weise du musst sein auf diesem Weg, Papi!" Wähle von jetzt an deine Worte wohlüberlegt aus, sag ihr, wie sehr du sie liebst und wie attraktiv sie ist. Sei sensibel und überhäuf sie mit Komplimenten. Mach aus einem Elefanten eine Mücke. Denn dir gegenüber steht eine an überproportionaler Gewichtszunahme leidende, mit Schwangerschaftsstreifen gezeichnete Frau. Und wir wissen beide, was das bedeutet!
Vielleicht planst du jetzt noch einen kleinen Urlaub oder Wochenendausflug. Es wird bis auf Weiteres die letzte Zeit sein, in der ihr eure Zweisamkeit ungestört genießen könnt.

Jetzt möchtest du bestimmt im Detail von mir erklärt bekommen, was in den nächsten 15

Wochen mit dem Körper deiner Frau passiert und wie du sie unterstützen kannst. Aber wie geht es dir in dieser Phase? Viele Sachen und Wünsche prasseln auf dich ein und vielleicht fühlst du dich gerade etwas angespannt, nervös oder bist sogar gereizt. Wir Männer sind es nicht gewohnt, unsere Gefühle mitzuteilen. Wo und wie hätten wir das auch lernen sollen? Noch in der Generation unserer Eltern sind die Männer mehr Patriarch und Ernährer gewesen als fürsorgender Vater. Für den Gefühlskram sind die Mütter zuständig gewesen. Doch, da sind wir uns bestimmt einig, dieses Rollenbild ist sowas von veraltet. Wir Männer wollen, dass jemand echtes Interesse an unseren Gefühlen zeigt.

Die Gangart im zweiten Trimester ist schon etwas härter und emotionaler. Der Geburtstermin rückt in greifbare Nähe und ist nicht mehr so surreal. Die Uhr tickt!

Genau das spürt auch deine Frau. Die emotionalen Stimmungsschwankungen werden sich von nun an häufen. Diese reichen von Freude und Heulkrämpfen bis hin zur Streitlust. Der Wechsel wird sich so schnell vollziehen, dass es für dich als Mann unmöglich ist, eine hormongesteuerte Stimmung von einer durch

einen bestimmten Umstand bedingten Stimmung zu unterscheiden. Und das Beste daran ist: Du kannst nichts daran ändern. Akzeptiere ihre Stimmungsschwankungen und emotionalen Spitzen, mit denen sie dich reizen wird, lerne, damit zu leben und sitz es aus wie ein Mann!
Reagierst du ebenfalls emotional, kippst du nur Benzin ins Feuer. Lass aber nicht zu, dass diese vorübergehenden Gefühlsschwankungen euch entfremden, tritt ihr offen gegenüber und gib ihr das Gefühl, dass du ihre momentane Situation verstehst. Rede mit ihr offen über deine Gefühle, vermeide dabei aber, ihr Vorwürfe zu machen! So könnt ihr eventuellen Problemen auf den Grund gehen und keiner muss Angst haben, verletzt zu werden.
Zum Beispiel: „Ich habe das Gefühl, du liebst mich nicht mehr, du ziehst dich zurück, bist gereizt oder irgendetwas stimmt nicht mit dir." Oder: „Ich fühle mich von dir vernachlässigt, ständig greifst du mich an oder setzt mich herab."
Auch hier gilt für dich: Sprich mit ihr und friss es nicht in dich hinein! Auch wenn wir Männer oft nicht so geübt darin sind – Kommunikation mit der Partnerin ist alles und wenn du nicht mit ihr sprichst, kann sich auch nichts ändern. Bestimmt

ist es für dich schwer, aus deiner männlichen Perspektive nachzuvollziehen, wie sich deine Partnerin in ihrem Körper fühlt, während sich dieser in der Schwangerschaft verändert. Wenn du es schaffst, dich auf die abwechselnden Stimmungen deiner Partnerin einzustellen, hast du schon gewonnen. Sei für deine Frau da, wenn sie viel Aufmerksamkeit und Fürsorge braucht, und lass es auch zu, dass sie sich zurückzieht. Denn diese Situation ist für alle Beteiligten sehr individuell.

„Sieht ja schon wie ein echtes Baby aus"

Die Entwicklung deines Babys erhält im zweiten Trimester eine neue Bedeutung. Ein vielsagender Höhepunkt in diesem Trimester ist, dass geklärt werden kann, welches Geschlecht dein Kind hat. Und das wohl Schönste: Du kannst die ersten Bewegungen deines Kindes spüren. Vor zwei Monaten noch war dein Baby eine Ansammlung von Zellen. Jetzt hat er oder sie funktionierende Organe, Nerven und Muskeln. Auch deine Partnerin empfindet jetzt das Baby als wirklicher. Damit du die nächsten Wochen gut informiert bist und weißt, was in den nächsten Wochen bis zum dritten Trimester anliegt, habe ich für dich diesen kleinen Veranstaltungskalender zusammengestellt. Das sind natürlich nur ungefähre Angaben, da es in der Schwangerschaft variieren kann.

Woche 13: Urinformen

Nach 13 Wochen Schwangerschaft oder elf Wochen nach der Empfängnis beginnt dein Baby, Urin zu produzieren und es in die Fruchtblase zu entlassen, wodurch Fruchtwasser entsteht. Ja, das ist richtig. Euer Baby schluckt das Fruchtwasser und macht anschließend Pipi, trotzdem wird das Fruchtwasser niemals dreckig. Es wird ständig resorbiert und ersetzt. In etwa drei Stunden hat sich das Fruchtwasser einmal komplett erneuert.

Im Skelett des Babys beginnen sich Knochen zu verfestigen, besonders im Kopf und den langen Knochen. Der Hals ist bereits so weit ausgereift, dass er den Kopf bei Bewegung stützen kann.

Die Haut des Babys ist immer noch dünn und transparent, aber auch das wird sich bald ändern.

Woche 14: Das Geschlecht wird offensichtlich

Nach 14 Wochen Schwangerschaft ist der Nacken des Babys definierter und die unteren Extremitäten sind gut entwickelt. Es beginnen sich, rote Blutkörperchen in der Milz zu bilden.
Das Geschlecht des Kleinen wird diese Woche oder in den kommenden Wochen offenbart und ihr könnt euch langsam Gedanken über einen Namen machen.
Dein Baby könnte jetzt fast 87 Millimeter lang sein und etwa 45 Gramm wiegen.

Woche 15: Das Kopfhautmuster entwickelt sich

Nach 15 Wochen Schwangerschaft oder 13 Wochen nach der Empfängnis wächst das Baby schnell. Die Knochenentwicklung geht weiter und wird in wenigen Wochen auf Ultraschallbildern sichtbar.
Das Kopfhaarmuster bildet sich in dieser Woche ebenfalls aus.

Woche 16: Babys Augen bewegen sich

14 Wochen nach der Empfängnis ist der Kopf erigiert. Seine Augen können sich langsam bewegen. Die Ohren sind kurz davor, ihre endgültige Position zu erreichen.

Die Bewegungen der Gliedmaßen werden koordinierter und können bei Ultraschalluntersuchungen erkannt werden. Diese Bewegungen sind jedoch immer noch zu gering, um von deiner Partnerin wahrgenommen zu werden.

Der kleine Spross ist jetzt mehr als 120 Millimeter lang und 110 Gramm leicht.

Woche 17: Die Zehnägel entwickeln sich

Nach 17 Wochen Schwangerschaft oder 15 Wochen nach der Empfängnis erscheinen die ersten Zehennägel. Finger- und Zehenabdrücke beginnen, sich zu formen. Das Muster wird einzigartig sein. Wie es genau entsteht, ist bis heute noch nicht absolut klar. Wissenschaftler gehen davon aus, dass die Ernährung und der Lebensstil der Mutter einen entscheidenden Einfluss auf die späteren Fingerabdrücke haben.

Euer Baby wird aktiver in der Fruchtblase, rollt und dreht sich.
Sein Herz pumpt jeden Tag etwa 28 Liter Blut durch den Organismus.
Die Funktionen der inneren Organe nehmen an Fahrt auf in dieser Woche. Die Leber produziert bereits Gallenflüssigkeit, die künftig für die Fettverwertung wichtig ist, und die Bauchspeicheldrüse hat bereits begonnen, das erste Insulin zu produzieren.

Woche 18: Baby fängt an zu hören

Nach 18 Wochen Schwangerschaft beginnen die Ohren an den Seiten des Kopfes hervorzustehen und auch die winzig kleinen Knochen im Innenohr verhärten sich weiter. Von nun an könnte das Baby bereits Geräusche wie deine Stimme oder den Herzschlag deiner Frau wahrnehmen. Einordnen kann dein Baby die Geräusche jedoch noch nicht.
Die Augen beginnen, nach vorne zu blicken und das Verdauungssystem hat angefangen zu arbeiten.
Es könnte im Bauch deiner Partnerin bereits 140 Millimeter lang sein und 200 Gramm wiegen.

Woche 19: Baby entwickelt Schutzschicht

Nach 19 Wochen Schwangerschaft oder 17 Wochen nach der Empfängnis verlangsamt sich das Wachstum.
Eine fettige, käseartige Beschichtung namens Vernix caseosa fängt an, dein Baby zu bedecken. Die Vernix casosa schützt die empfindliche Haut des Babys vor Abschürfungen, Ablagerungen und Verhärtungen, die durch Fruchtwasser verursacht werden können.
Bei Mädchen bilden sich Gebärmutter und Vaginalkanal.

Woche 20: Halbzeit

In der Mitte eurer Schwangerschaft oder 18 Wochen nach der Empfängnis kannst du endlich die Bewegungen deines Babys spüren. Es strampelt mit den Beinen und bewegt seine Arme intensiv. In diesem Zeitraum beginnt euer Baby zu schlafen und hat aktive Wachphasen. Er oder sie könnte durch Geräusche oder durch Bewegungen deiner Frau geweckt werden.
Wird dein Baby ein Mädchen, sind jetzt bereits seine Eierstöcke ausgereift und enthalten etwa

zwei Millionen Eier. Im Laufe seines Lebens werden 300 bis 500 davon zu befruchtungsfähigen Eizellen reifen.
Es misst jetzt vom Kopf bis zur Hüfte etwa 160 Millimeter und ist mehr als 320 Gramm schwer.

Woche 21: Baby kann seinen Daumen lutschen

Nach 21 Wochen Schwangerschaft oder 19 Wochen nach der Empfängnis ist es jetzt vollständig mit einem feinen, flaumigen Haar, Lanugo genannt, bedeckt. Die Lanugo hilft dabei, die Vernix caseosa auf der Haut zu halten.
Der Saugreflex entwickelt sich und ermöglicht dem Baby, am Daumen zu saugen.

Woche 22: Babys Haare werden sichtbar

Nach 22 Wochen in der Schwangerschaft sind die Augenbrauen und Haare des Babys sichtbar. Braunes Fett bildet sich und ist der Ort für die Wärmeproduktion.
Solltet ihr einen Jungen erwarten, haben die Hoden begonnen, von der Bauchhöhle in den Hodensack zu sinken.

Auf der Zunge bilden sich die ersten Geschmacksknospen. Schon im Mutterleib prägen sich spätere Geschmacksvorlieben, da das Fruchtwasser immer ein bisschen danach schmeckt, was deine Partnerin isst.
Er oder sie könnte jetzt vom Kopf bis zum Rumpf 190 Millimeter lang sein und etwa 460 Gramm wiegen.

Woche 23: Finger- und Fußabdrücke

Nach 23 Wochen Schwangerschaft beginnt das Baby mit schnellen Augenbewegungen. Auch in den Handflächen und Fußsohlen bilden sich Grate, die später die Grundlage für Finger- und Fußabdrücke bilden.
Es wäre möglich, dass dein Baby ab dieser Woche spontan einen Schluckauf bekommt. Deine Frau wird dabei ruckartige Bewegungen wahrnehmen.

Woche 24: Babys Haut ist faltig

Nach 24 Wochen Schwangerschaft ist die Haut runzelig, durchscheinend und rosa bis rot durch sichtbares Blut in den Kapillaren.

Das Baby könnte jetzt vom Kopf bis zur Hüfte etwa 210 Millimeter lang sein und mehr als 630 Gramm wiegen.

Woche 25: Baby reagiert auf deine Stimme

Nach 25 Wochen Schwangerschaft ist das Baby in der Lage, auf vertraute Geräusche wie deine Stimme mit Bewegung zu reagieren.
Der kleine Stammhalter verbringt den größten Teil seiner Schlafenszeit in der REM-Phase: Die Augen bewegen sich schnell, obwohl die Augenlider geschlossen sind. Dabei verarbeitet dein Kind bereits Erfahrungen im Mutterleib und bildet neuronale Vernetzungen im Gehirn.

Woche 26: Die Lunge entwickelt sich

Nach 26 Wochen Schwangerschaft oder 24 Wochen nach der Empfängnis beginnen die Lungen Surfactant zu produzieren, eine Substanz, die es den Luftsäcken in der Lunge ermöglicht, sich aufzublasen – und sie vor dem Zusammenfallen und Zusammenkleben bewahrt, wenn sie sich entleeren.

Dein Baby könnte jetzt vom Kopf bis zum Rumpf 230 Millimeter lang sein und fast 820 Gramm wiegen.

Woche 27: zweites Trimester endet

Diese Woche markiert das Ende des zweiten Trimesters. Jetzt sind es bereits 27 Wochen Schwangerschaft oder 25 Wochen nach der Empfängnis. So langsam nimmt dein Baby zu und der Babyspeck beginnt sich zu bilden; dies lässt die Haut glatter erscheinen. Auch das Nervensystem entwickelt sich immer weiter.

„Lieber Fußball oder Ballett?"
„Ach, das ist mir doch egal."

Diese Frage beschäftigt wohl einige Männer, welche in naher Zukunft in die Rolle des Vaters schlüpfen werden. Möchte ich denn das Geschlecht meines Kindes bereits wissen, solange es sich noch im Mutterleib befindet? Oder möchte ich mich lieber überraschen lassen? Gar nicht so einfach zu sagen, denn hierbei scheiden sich die Geister. Der eine kann es gar nicht früh genug erfahren, der andere möchte sich am liebsten überraschen lassen, trotzdem er bereits innerlich neugierig ist. Und wie sieht das in Bezug auf die Gefühle der Partnerin beziehungsweise Mutter deines ungeborenen Kindes aus? Noch ein weiterer entscheidender Aspekt ...

Statistisch gesehen kommen auf 100 Mädchengeburten 105 Jungs.

Mittels Ultraschall kann in der Regel bereits nach wenigen Wochen vorausgesagt werden, ob man einen Sohn oder eine Tochter erwartet. Doch soll nun direkt die Frage gestellt werden, was es höchstwahrscheinlich werden wird? Verschafft es eine Art Sicherheit und man kann sich auf gewisse Dinge frühzeitig einstellen? Meistens wird es vom behandelnden Arzt ohnehin direkt frei heraus gesagt.

Eine alte Volksweisheit besagt:

Wenn deine Frau beim Sex Socken trug, wird es ein Söhnchen, solltest du sie aber zu lange zärtlich geliebt haben, anstatt sie schnell zu befriedigen, wird es ein Mädchen!

Na Vadder, wirste deinen Sohnemann schon in naher Zukunft mit zum Fußball nehmen? Oder hast du bereits jetzt erste Bedenken, wenn dein geliebtes Töchterchen in einigen Jahren ihren ersten festen Freund vorstellen wird? Wie sagt man so schön: „Bei einem Sohn muss man sich nur um einen Penis sorgen machen, bei einer Tochter um alle."

Gedanken wie diese können da schon das eine oder andere Mal aufkommen. Aber erst einmal abwarten, so genau will man sich jetzt nicht schon darauf fixieren. Das darf gerne spontan passieren und bevor man sich da jetzt schon unnötig den Kopf zerbricht, müssen zunächst die Windel- und Krabbeltage positiv gemeistert werden – ganz egal, ob Söhnchen oder Töchterchen. Also warum nicht überraschen lassen? Man hat ja ohnehin keinen Einfluss darauf und das eigene Kind wird bedingungslos geliebt, unabhängig vom Geschlecht!

Doch als echte Männer können wir es nicht ertragen, unwissend zu sein oder die Kontrolle zu verlieren. Vorbereitungen können bereits vor der Geburt getroffen werden!
Weiß man bereits frühzeitig über das zu erwartende Geschlecht Bescheid, so lassen sich auch schon einige Vorbereitungen treffen, zum Beispiel in Bezug auf die Einrichtung und die Kleiderwahl fürs Kindchen. Blau für Bübchen, rosa für Mädchen? Na gut, ganz so extrem muss es vielleicht auch nicht sein. Es gibt außerdem sehr viele Unisex-Produkte für Babys und Kleinkinder. Aber üblicherweise macht man modisch schon einen kleinen Unterschied. Es wäre moralisch zwar nicht verwerflich, aber doch etwas komisch, wenn der kleine Sohnemann einen „Einhorn"- oder „Prinzessin Lillifee"-Strampler tragen würde. Nichts gegen die persönliche Kreativität, aber üblicherweise bevorzugen wir Väter da eher ein Modell, verziert mit frechen Autos oder Superhelden. Dies bezieht sich auch auf die

Auswahl des Spielzeugs. Man kann sich ja schon einmal dezent umhören, ob man nach Schnuller- und Beißringzeit eher nach Püppchen oder Spielzeugautos schauen sollte.
Dann wäre da noch die Frage zu klären, ob denn deine Frau bereits vor der Geburt das Geschlecht wissen möchte. Seid ihr euch hier in diesem Punkt noch nicht ganz einig, sollte das am besten still und sachlich diskutiert werden – nicht, dass der Arzt noch in Verlegenheit gebracht wird, wenn es eine Partei wissen möchte und die andere dagegen nicht.
Klar ist eine Überraschung im Leben generell etwas Schönes und hält die Spannung aufrecht. Und es hat bereits auch schon viele Fälle gegeben, in denen das Ergebnis letztendlich doch noch einmal anders ausgefallen ist als erwartet – seltener, aber ist durchaus schon vorgekommen. Deshalb sollte von vornherein klar sein: Egal ob Junge oder Mädchen, das ist letztendlich Nebensache und spielt keine Rolle in Bezug auf die Liebe zum Kind. Klar mag sich der eine oder andere Vater männlichen Nachwuchs wünschen, mit welchem er später mal so richtig die Kuh fliegen lassen kann, genauso wie sich viele Mütter

speziell ein Mädchen wünschen – oder eben wieder umgekehrt.
Lass dich und deine Partnerin einfach überraschen oder fragt nach! Freu dich auf den Nachwuchs und empfangt ihn voller Herzlichkeit und Liebe!

„Gestatten, ich bin dein Papa"

Die letzten beiden Trimester eurer Schwangerschaft sind eine schöne Zeit, in der du wortwörtlich gemeinsam mit deiner Partnerin ein neues Leben heranwachsen sehen kannst. Für deine Frau, die Mutter, ist es einfach, mit dem ungeborenen Baby zu kommunizieren. Sie trägt es schließlich wohlbehütet in ihrem Körper und kommuniziert mit ihm auf ganz natürliche Art und Weise. Damit entsteht ganz automatisch eine Mutter-Kind-Bindung, die die erste Zeit nach der Geburt viele Dinge vereinfacht.
Doch auch du als Vater bist keineswegs ein Außenstehender und hast viele Möglichkeiten, mit deinem Baby genauso zu kommunizieren.
Deswegen ist vorgeburtliche Kommunikation wichtig. Schon im Bauch deiner Freundin wächst die Kinderseele.

Es gibt zahlreiche Gründe, die dafür sprechen, dass du viel Zeit mit deiner Partnerin und dem Ungeborenen verbringen solltest. Dein Baby entwickelt schon etwa ab dem dritten Schwangerschaftsmonat seine Sinne und kann deswegen seine Umgebung wahrnehmen und später auch aktiv darauf reagieren. Forscher haben herausgefunden, dass bereits im Bauch der Mutter der Grundstock für das spätere Gefühlsleben gelegt wird.

Ungeborene schwimmen in den Gefühlen deiner Frau, die ihr Körper bei Gefühlsregungen hormonell ausschüttet.

Bis weit in die siebziger Jahren, gingen Ärzte davon aus, dass Babys im Bauch der Mutter keine Schmerzen empfinden, weshalb oft Eingriffe ohne Narkose durchgeführt wurden. Heute weiß man, das bereits ab der 29. Schwangerschaftswoche dass Schmerzempfinden voll ausgebildet ist.

Dein Baby ist bereits ab der 27. Schwangerschaftswoche in der Lage, Angst und Freude voneinander zu unterscheiden.

Vor allem Stimmen und Geräusche in eurer Umgebung sind für das Baby deutlich wahrnehmbar, wenn auch gedämpft. Beschäftigst du dich ausgiebig mit dem Babybauch deiner Partnerin, förderst du die vorgeburtliche Entwicklung und baust ein Urvertrauen auf, das eure Beziehung nach der Geburt deutlich verbessert.
Für die Kommunikation mit deinem ungeborenen Baby kannst du vor allem deine Stimme einsetzen. Das Erzählen von Geschichten, das Singen, aber auch Geräusche und einzelne Wörter sind für dein Baby und dessen Entwicklung gut. Es kann alles hören, was du sagst und weil es sich in dem Bauch deiner Partnerin wohl und geborgen fühlt, wird es auch deine Stimme mit etwas Gutem verbinden. Nach der Entbindung wird das Baby deine Stimme wiedererkennen und als etwas Vertrautes empfinden. Das ist gut für eure Vater-Kind-Beziehung, die dann von Anfang an gegeben ist. Viele Väter haben Probleme damit, in den ersten Lebensmonaten ihres Babys mit dem neuen Familienmitglied warm zu werden. Für sie ist die Existenz dieses kleinen Lebewesens erst mit der Geburt real, obwohl es schon lange vorher existiert. Wenn du mit deinem

Baby sprichst, ihm vorsingst oder anderweitig mit ihm kommunizierst, hast du dieses Problem nicht. Du nimmst die Anwesenheit deines Kindes schon weit vor der Geburt wahr und auch dein Baby kennt dich schon lange vor der Geburt. Das ist auch für deine Partnerin von Vorteil. Denn sie kann dir viele Aufgaben bei der Versorgung überlassen, ohne dass sich euer Baby oder du selbst unwohl dabei fühl(s)t. Das entlastet deine Partnerin und gibt ihr Zeit, sich von den schlaflosen Nächten besser zu erholen.
Deine Stimme ist jedoch längst nicht das einzige Instrument, über das du mit eurem ungeborenen Baby kommunizieren kannst. Wenn die Schwangerschaft schon weiter vorangeschritten ist, kann sich das Kind im Mutterleib nicht mehr so leicht bewegen. In dieser Zeit kannst du ihm vor allem durch deine Berührungen zeigen, dass du anwesend bist. Teilweise kannst du sogar schon einzelne Körperteile spüren und gezielt anfassen und wirst eine direkte Reaktion deines Babys beobachten können. Auch damit trägst du dazu bei, dass sich der kleine Mensch sicher und geborgen fühlt – auch wenn er nach der Geburt in deinen Armen liegt.

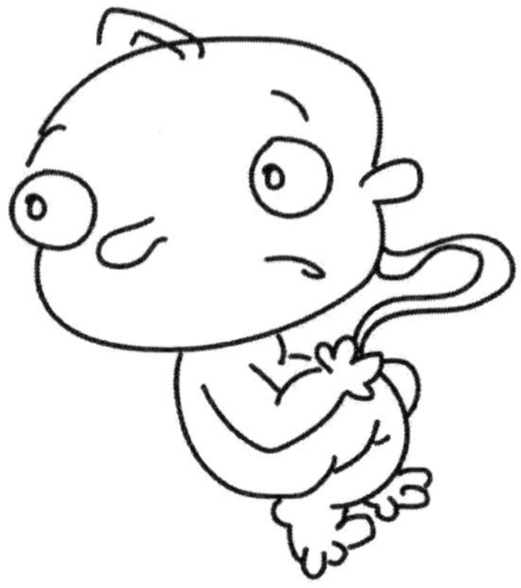

Drittes Trimester

Mit dem dritten Trimester befindet ihr euch auf der Zielgeraden eurer Schwangerschaft. Der Geburtstermin rückt in greifbare Nähe und man könnte meinen, das Beste kommt zum Schluss. Aber das letzte Trimester ist ein Arsch und der Tenor wird sich noch einmal ändern. Alte Beschwerden, die zum Beginn oder während des zweiten Trimesters verschwunden gewesen sind wie Übelkeit und Erschöpfung können jetzt wieder auftreten. In der Regel sind diese aber nicht mehr so drastisch und halten auch nicht mehr so lange an. Vielleicht hast du ja schon bemerkt, dass deine Frau etwas zugenommen hat? Besonders ihr Bauch hat bereits eine stattliche Größe erreicht. Mit immer dicker werdendem Bauch endet für deine Frau der ruhige Schlaf schon, bevor das Baby da ist. Die optimale Schlafposition zwischen Stillkissen und dir zu finden, gestaltet sich als äußert schwierig und wird zur nächtlichen Aufgabe. Hat sie es dann doch noch geschafft, eine Position zu finden, in der ihr Bauch optimal gestützt wird, meldet sich mit ziemlicher Sicherheit ihre Blase; sie muss sich aus dem Bett kugeln und alles beginnt wieder von vorne. Bestimmt hast du bereits damit begonnen, ihr die meisten Aufgaben im Haushalt abzunehmen, und du hast dich an Scheinwehen, geschwollenen Füße und Rückenschmerzen bereits gewöhnt. Unter Umständen können die letzten Wochen eine physische und emotionale Herausforderung für euch sein. Die Größe und Position des Babys drückt auf ihre Eingeweide und verursacht unter Umständen Schmerzen. Daneben leiden viele Frauen unter Kontraktionen, Wasser in den Beinen, anhaltendem Brustwachstum, Kurzatmigkeit, Sodbrennen, Hämorrhoiden und so weiter. Wir Männer kommen dagegen ziemlich ungeschoren durch das Abenteuer Schwangerschaft und können uns auf den kleinen Butscher freuen.

Viele Frauen sehnen sich gerade im dritten Trimester danach, wieder alleine in ihrem Körper zu sein. Sie möchten den kleinen Nachwuchs endlich in ihren Armen halten. Doch das letzte Drittel der Schwangerschaft zieht sich wie Kaugummi.
Es kann vorkommen, dass deine Partnerin von plötzlichen Energieausbrüchen übermannt wird und dabei vergisst, dass sie im Moment nicht so fit ist. Stelle dabei sicher, dass sie sich nicht überanstrengt.
Auch wenn ihr noch vier bis sechs Wochen bis zum errechneten Geburtstermin habt – sorge dafür, dass die notwendige Erstausstattung, die ihr für den Neuankömmling ab dem Tag des Einzuges braucht, ausreichend vorhanden ist! Dazu gehören unter anderem Windeln, Feuchttücher, Wundsalbe, Schnuller bis hin zum Fieberthermometer. Auch kann es sinnvoll sein, im letzten Drittel der Schwangerschaft frühzeitig die Reisetasche für den Krankenhausaufenthalt vorzubereiten. So könnt ihr am großen Tag oder bei Komplikationen unnötige Hektik vermeiden.
Im Anhang habe ich dir eine Checkliste zusammengestellt, die dir dabei helfen soll, nichts Wichtiges zu vergessen.

Um deine Frau in den ersten Wochen nach der Geburt zu unterstützen, ist es wahrscheinlich nötig, dass du mit deinem Arbeitgeber sprichst und um eine Freistellung oder Urlaub bittest. So kann deine Firma sich rechtzeitig auf deine Abwesenheit einstellen und du vermeidest unnötigen Ärger.
Auch wenn du jetzt so ziemlich alle Pflichten im Haushalt übernommen hast und dich fürsorglich um deine Partnerin kümmerst: Fahre fort, ein Leben zu haben, deine Freunde zu sehen und zu tun, was du gerne machst! Natürlich musst du dich hin und wieder mal anpassen. Nutze die Zeit, in der deine Frau sich ausruht oder mal Zeit für sich haben möchte! Es ist wichtig, dass du immer noch Spaß an eurer gemeinsamen Schwangerschaft hast. Das geht nur, wenn du hin und wieder die Möglichkeit bekommst, einfach mal du selbst zu sein und Dampf abzulassen. Dabei brauchst du kein schlechtes Gewissen deiner Frau gegenüber zu haben. Sie wird es zu schätzen wissen, wenn du in chaotischen oder beschwerlichen Situationen einen klaren Kopf behältst und nicht fremdgesteuert, kurz vorm Burn-out stehend durch die gemeinsame Wohnung wandelst. Bei gemeinsamen Aktivitäten kann dir deine Partnerin

am besten sagen, zu was sie sich in der Lage fühlt. Je moppeliger sie wird, desto mehr wird auch der Drang abnehmen, abends vor die Tür zu gehen. Das sollte aber nicht dazu führen, die gemeinsamen sozialen Kontakte ruhen zu lassen. Ladet eure Freunde und Familie zu Spieleabenden, Abendessen oder zum gemeinsamen Fernsehabend zu euch nach Hause ein!

„Komm Schatz lass uns zusammen Atmen!"

14 Stunden Geburtsvorbereitungskurs werden von der Krankenkasse übernommen, vorausgesetzt der Kurs wird von einer Hebamme geleitet.
In der heutigen Zeit sind wir Männer schon gerade dazu verpflichtet, mit unseren schwangeren Frauen einen Geburtsvorbereitungskurs zu besuchen, um eine harmonische Partnerschaft zu garantieren. Oder reicht es, sich als werdender Vater in Eigenregie weiterzubilden und der Frau einen Freiraum für die Geburtsvorbereitung zu lassen? Das ist eine Frage, die jeder von uns individuell für sich beantworten sollte. Trotzdem

habe ich für dich mal einige Gründe aufgeführt, die beide Seiten beleuchten.
Die erste wichtige Frage, die du dir stellen solltest, lautet: Handelt es sich um einen Geburtsvorbereitungskurs mit Partner oder sind auch alternative Kurse nur für die Frau im Angebot?
Wenn deine Partnerin dich bittet, mit ihr gemeinsam an einem Geburtsvorbereitungskurs teilzunehmen, dann solltest du das nicht sofort von vornherein ablehnen. Es gibt nichts Schlimmeres für die Frau, als wenn sie von werdenden Müttern umringt wird, die alle ihren Partner dabei haben. Sie fühlt sich dann im Stich gelassen. Teilweise werden die Kurse aber auch ohne männlichen Partner angeboten. Du solltest vorsichtig versuchen herauszufinden, ob ein solcher Kurs für deine Partnerin eine Alternative darstellt. Nur wenn du sie nicht verärgerst, ist das eine gute Option. Du solltest ihr zusätzlich einen Alternativvorschlag für ein gemeinsames Wochenende unterbreiten, vielleicht ein Aufenthalt in einem Wellness-Hotel oder Ähnliches, was dir auch Vergnügen bereitet. Eine weitere Alternative kann es darstellen, wenn du deine Frau bewegen kannst, einen Kurs zu wählen, der über längere

Zeit regelmäßig an einem Wochentag stattfindet. Bei den wöchentlich stattfindenden Kursen ist die Anwesenheit der Männer meistens nur an einem Abend vorgesehen. An diesem Abend wird dann in der Regel auch mehr auf die Männer eingegangen. Bei einem Kurs über ein komplettes Wochenende hingegen sitzt du wahrscheinlich oft gelangweilt neben deiner Frau und schaltest mehr oder weniger ab.

> **Kaiserschnitt geplant?**
> Auch wenn Ihr aus den unterschiedlichsten Gründen einen Kaiserschnitt geplant habt. Kann es trotzdem sinnvoll sein, einen Schwangerschaftskurs zu besuchen. Im Kurs wird auch besprochen, wie die OP abläuft und was ihr dabei und in den ersten Tagen danach beachten müsst. Das Baby sollte zum Beispiel genauso schnell angelegt werden, wie bei einer natürlichen Geburt. Dies setzt die Milchproduktion bei deiner Frau in Gang.

Aber bekommst du jetzt in einem Vorbereitungskurs auch nützliche Informationen,

die dich in die Lage versetzen, deine Frau am Tag der Geburt ausreichend zu unterstützen?
Im Grunde ist die Geburt Frauensache. Du als Partner lernst lediglich, wie du dich verhalten sollst, um deiner Frau den Geburtsvorgang zu erleichtern. Das gelingt dir aber vor allem, indem du anwesend bist und deine Partnerin moralisch unterstützt. In den Geburtsvorbereitungskursen demonstriert für gewöhnlich eine Hebamme auch mit einer Puppe, wie der Geburtsvorgang vonstattengeht und wie viel deine Frau leisten muss, um das Kind aus der Gebärmutter zu pressen – ein Vorgang, über den wir Männer nicht unbedingt in allen Details informiert sein müssen. Außerdem wird dir noch mitgeteilt, wie du während der Wehen deine Frau unterstützen kannst, sei es durch Stützen oder Massieren. Das ist aber eher theoretisches Wissen; in der Praxis gibt es meist Alternativen für die Frau, die eher zum Einsatz kommen: Schwangerschaftsmassagen und aufklappbare Betten zu Beispiel. In der heißen Phase der Geburt blendet deine Frau sowieso große Teile ihrer Umgebung aus und kann nur mit Mühe deine Anwesenheit feststellen. Dann ist es also am besten, wenn du dich instinktiv so verhältst, dass

du ihr am wenigsten zur Last fällst. Außerdem werden dir noch Fachbegriffe wie Wochenbett oder Stillzeit vermittelt und erklärt. Ein Erste-Hilfe-Kurs für Kinder hingegen lohnt sich schon in der Schwangerschaft. Viele Einrichtungen bieten solch einen Kurs den werdenden Eltern an. Dabei wird dir vermittelt, wie du bei Fieberkrämpfen oder bei Verbrennungen einen kühlen Kopf behältst und was zu tun ist.

Mein persönliches Fazit

Ein Geburtsvorbereitungskurs ist schon auch für den werdenden Vater sinnvoll, aber nur so lange, wie ihm auch neue Informationen vermittelt werden. An einem Abend bei einem wochentags stattfindenden Kurs wird das meist zutreffen. Einen Schwangerschaftskurs, der über ein komplettes Wochenende geht, solltest du als Mann nur mitmachen, wenn du sehr gerne Zeit mit deiner Partnerin verbringst. Vermeide es lieber, wenn du schnell gelangweilt bist und ohnehin wenig Zeit hast. Dann erscheint es sinnvoller, sich selber die nötigen Informationen zu beschaffen, sei es aus anderen Büchern, Filmen oder aus dem Internet.

„Der richtige Ort für die Entbindung?"

Zweifelsohne wird die Geburt eures Babys ein unvergleichliches Ereignis. So ist es nur natürlich, dass man schon im Voraus die für sich passenden Möglichkeiten überdenkt und auswählt, wo man das Kind zur Welt bringen möchte. Auch wenn deine Partnerin die Hauptperson ist und besonders sie sich wohlfühlen muss, bist auch du als werdender Vater nicht nur Statist. So kannst auch du deine Wünsche oder auch Bedenken zu den verschiedenen Möglichkeiten der Entbindungsorte äußern.

In Deutschland kann man bei einer komplikationslos verlaufenden Schwangerschaft zwischen der Entbindung in einer Klinik, einer Hausgeburt und einem Geburtshaus wählen. Bei den letzten beiden müssen sowohl Arzt als auch Hebamme einverstanden sein und bei der Mutter und dem ungeborenen Kind dürfen keine Krankheiten vorliegen. So früh wie möglich solltet ihr euch mit der Geburt und dem Wunschort auseinandersetzen. Auch wenn die Entbindung gerade zu Beginn der Schwangerschaft noch so weit weg scheint – die Zeit vergeht schnell und der große Tag steht vor der Tür.

Die populärsten Möglichkeiten werde ich dir hier kurz vorstellen.

Möglichkeit 1 - die Klinik

Die meisten Kinder in Deutschland werden im Krankenhaus geboren. Wenn es dir und deiner Partnerin wichtig ist, dass bei eventuellen Komplikationen jederzeit reagiert werden kann, dann ist eine Geburtsklinik die erste Wahl. Die werdende Mutter und das Kind werden dort während der Geburt und noch einige Tage danach medizinisch betreut. Ein Ausruhen nach der Entbindung ist hier am besten möglich. Damit es nicht so steril wirkt, haben viele Kliniken heute gemütliche und liebevoll gestaltete Kreißsäle. Auch werden sogenannte Familienzimmer – je nach Kapazität – und „Rooming in“ (Das bedeutet: Das Neugeborene ist die ganze Zeit bei der Mutter, nicht im Säuglingszimmer.) angeboten. In den Familienzimmern könnt ihr gleich Familie sein. Ihr könnt das Zusammensein üben, habt aber noch die Sicherheit der Betreuung und Hilfe bei Fragen. Gerade beim ersten Kind kann das von Vorteil sein. Vor der Wahl der Klinik sollten einige Fragen geklärt werden, beispielsweise ob

nur eine Hebamme die Geburt begleitet oder aber ob es Beleghebammen gibt. Solche Hebammen können die Schwangere schon vor der Geburt betreuen. So entsteht ein Vertrauensverhältnis, welches äußerst wichtig ist. Eine Kreißsaalbesichtigung ist auch immer schön, sodass du und deine Partnerin schon einen ungefähren Eindruck von der Klinik und dem Drumherum bekommt. Weitere Fragen sind die nach den Hilfsmitteln, die für die Geburt zur Verfügung stehen wie zum Beispiel Gebärhocker, Wanne und dergleichen. Wichtig ist auch, dass diese selbstbestimmend gewählt werden und bei Nichtgefallen ohne Probleme gewechselt werden können. Nach Schmerzmitteln und Möglichkeiten der PDA solltet ihr euch ebenso erkundigen wie nach Kinderarzt oder Kinderstation bei unvorhergesehenen Komplikationen.
Darfst du mit in den OP, sollte ein Kaiserschnitt notwendig sein? Auch dies sollte gewährleistet sein, sofern du das möchtest. Eine Ausnahme bildet der Notkaiserschnitt, da es da schnell gehen muss und es eine Sondersituation darstellt. In der gewählten Geburtsklinik sollte man sich auch rechtzeitig anmelden. In Deutschland sind in der letzten Zeit viele Kreißsäle geschlossen worden.

Um einem eventuellen Engpass im Kreißsaal in der Wunschklinik vorzubeugen, ist die frühe Voranmeldung wichtig. Der Nachteil einer Klinik ist und bleibt die Anonymität, die ungewohnte Umgebung und die „Sterilität“. Da muss man wählen, was einem wichtiger ist.
Die Kosten für Geburt und stationären Aufenthalt werden von der Krankenkasse getragen.

Möglichkeit 2 - die Hausgeburt

Nur ein Prozent der Kinder werden in Deutschland zu Hause geboren. Zu groß ist die Angst vieler vor Komplikationen während der Entbindung. Eine medizinische Versorgung ist nicht sofort gewährleistet und kann wertvolle Zeit kosten. Wenn aber Einiges beachtet wird, sollte dies der einzige Nachteil sein. Die Schwangerschaft muss völlig komplikationslos verlaufen. Eine absolut erfahrene Hebamme ist unerlässlich. Nur sattelfeste und routinierte Hebammen vermitteln die notwendige Ruhe und wissen, wann die Gebärende in die Klinik verlegt werden muss. Bei einer Hausgeburt stehst du der werdenden Mutter vielleicht ein wenig mehr zur Seite als in einer Klinik mit einem vollen Kreißsaal. In den eigenen vier Wänden seid ihr in eurer vertrauten Umgebung. Auch nach der Entbindung bist du mit der kleinen Familie direkt zu Hause. Solltet ihr nicht den Luxus einer Haushaltshilfe haben, musst du dich weiter um den gesamten Haushalt kümmern – sprich: In den ersten Tagen nach der Entbindung musst du einkaufen, kochen, waschen, putzen und so weiter. Die frisch gebackene Mutter muss sich einige Tage ausruhen. Eine gute Vorbereitung ist für eine Hausgeburt das Wichtigste. So sollte dein Auto vollgetankt sein für den Fall, dass du doch zur Klinik musst. Außerdem ist ein voller Akku an Handy oder Telefon nicht schlecht, sodass man schnell mal telefonieren kann. Zufahrten sollten für Hebamme oder Krankenwagen frei zugänglich und nicht zugeparkt sein. Am besten werden Nachbarn im Vorfeld schon informiert. Die Hausgeburt bietet eine angenehme Atmosphäre, sofern einem die Vorstellung gefällt, zu Hause zu entbinden.

Die Kosten für die Hausgeburt werden von der Krankenkasse übernommen. Allerdings verlangt die Hebamme Geld für ihre Rufbereitschaft; die Kosten dafür werden nicht von der Krankenkasse übernommen.

Möglichkeit 3 - das Geburtshaus

Das Geburtshaus wählt ihr, wenn ihr euch die Hausgeburt nicht vorstellen könnt, die Klinik euch aber auch nicht wirklich zusagt. Die Geburtshaushebamme begleitet euch auch schon vor der Geburt und betreut euch noch nach der Geburt. In den Geburtshäusern steht die selbstbestimmende Entbindung im Vordergrund. Das heißt, es wird euch freie Hand gelassen, um die verschiedenen Dinge zu testen. Das wären hier beispielsweise auch die Wannen, die Gebärhocker und dergleichen. Die Entbindung in einem Geburtshaus ist meist eine ambulante Geburt und ihr könnt nach einigen Stunden mit dem neuen Erdenbürger nach Hause gehen. Wie bei der Hausgeburt musst du auch hier einige Tage die Versorgung des Haushalts übernehmen.

Egal wie die Entscheidung ausfällt – als werdender Vater leistest du in jedem Fall einen unterstützenden Beitrag zur Geburt deines Kindes. Du kannst deine Partnerin beispielsweise in den verschiedenen Lagen stützen, sie massieren oder einfach nur halten. Dies alles wird meistens in Geburtsvorbereitungskursen gelehrt. Aber auch wenn du nur anwesend bist und nichts machst, wirst du für die werdende Mutter eine große Unterstützung sein. Die Krankenkasse übernimmt die Kosten für die Geburt. Nur die Kosten für die Rufbereitschaft der Hebamme müssen auch hier von euch getragen werden.

Formalitäten, die nach der Geburt des Kindes erledigt werden müssen

Kaum ist die letzte Wehe gepresst – das kleine Bündel liegt schreiend und frierend auf Mutters Brust – wächst die Freude über das neue Familienmitglied ins Unermessliche. Doch da schon beschleicht den eben gewordenen Vater das leise Gefühl, dass nicht nur die Kindererziehung nun auf ihn wartet. Weit gefehlt, denn viele Behördengänge und Formalitäten im teilweise undurchsichtigen Behördendschungel stehen an oder sollten am besten schon vorbereitet, unterschrieben und bereit zur Absendung in der Kliniktasche liegen.

Leider ist es so wie bei vielen anderen Dingen auch in Deutschland, dass im schönsten Moment, den das Leben für einen bereithalten kann,

Anträge gestellt und sinnlose und teils umständlich formulierte Fragen beantwortet werden müssen – so auch nach einer Geburt. Da die Mütter verständlicherweise gerade nicht den Kopf dafür frei haben, sich um solche Formalien zu kümmern, bleibt es in der Regel an uns Vätern hängen, dem Wust an Papier Herr zu werden. Dabei gibt es Sachen, die bereits gut vorbereitet werden können, und andere, welche noch im Kreißsaal oder kurz danach erledigt werden müssen, um einen geregelten Ablauf der Dinge gewährleisten zu können.

Ich taufe Dich auf den Namen ...

Die Namensfindung ist etwas, was man im Vorfeld mit seinem Partner absprechen sollte, um Unklarheiten und Verwechslungen wie zum Beispiel „Ich dachte, wir nennen unser Kind ...!?“ oder irrwitzige und spontane Namensgebungen wie „Matt-Eagel“ vorzubeugen. Hat man sich für einen oder mehrere Vornamen entschieden, so währt die Freude nach der anstrengenden Geburt eher kurz. Denn die Hebamme wird dir noch im Kreißsaal ein Formular in die Hand drücken, mit welchem du deinen Junior oder deine Prinzessin standesamtlich anmelden darfst. Die Krankenhäuser haben hierfür normalerweise eine eigene Abteilung, welche du, bewaffnet mit den Ausweisen von Vater und Mutter sowie einem entsprechenden Geldbetrag für Kindesanmeldung und Stammbuch der Familie, aufsuchen darfst. Nachdem du die ersten Gratulationen der zumeist weiblichen Beschäftigten entgegengenommen hast, kannst du froh sein, diese erste Hürde gemeistert zu haben – zumindest fast, denn du bekommst die Geburtsurkunden nicht direkt ausgehändigt. Je nach Stadt und Auslastung des Standesamtes kann es schon mal bis zu sechs Wochen dauern, bis man das heiß ersehnte Kleinod in Händen hält. Wofür die Geburtsurkunde wichtig ist, erfährst du im weiteren Verlauf. Übrigens, eine Anmeldung beim Einwohnermeldeamt ist in der Regel nicht notwendig, da die Geburt normalerweise vom Standesamt entsprechend weitergeleitet wird.

Luke, ich bin Dein Vater ...

Bist du mit deiner Partnerin verheiratet, ist das Kapitel Vaterschaftsanerkennung ein sehr kurzes; denn per Gesetz bist du der rechtliche Vater des eben geborenen Kindes. Ob du der leibliche –sprich: biologische – Vater bist, spielt hierbei keine Rolle. Dies mag auf den ersten Blick seltsam anmuten, jedoch ist die Rechtslage hier eindeutig (vgl. §§ 1594 ff. BGB).

Ein Beispiel hierzu: Frau A ist mit Herrn B verheiratet, lebt jedoch in Trennung zu ihm. Frau A hat mittlerweile jedoch einen neuen Partner, Herrn C, und erwartet von diesem ein Kind. Sollte bei Geburt des Kindes noch keine rechtskräftige Scheidung vorliegen oder Herr B die Vaterschaft rechtmäßig angefochten haben, würde Herr B rein rechtlich gesehen als Vater in der Geburtsurkunde vermerkt, da dieser noch mit Frau A verheiratet ist.

Anders hingegen sieht es aus, wenn die Mutter zum Zeitpunkt der Geburt ledig ist oder ihre Ehe rechtskräftig aufgehoben oder geschieden worden ist beziehungsweise der vorige Ehemann seit mehr als 300 Tagen vor Niederkunft verstorben ist. Weitere Gründe, weswegen eine Vaterschaftsanerkennung notwendig ist, sind, wenn die Herkunft des Kindes nicht geklärt ist oder die Vaterschaft im Zuge einer

Vaterschaftsanfechtung negativ beschieden worden ist.

In diesen Fällen kann eine Vaterschaftsanerkennung durchgeführt werden, wodurch der Mann mitteilt, dass er alle Rechte und Pflichten zur Kindeserziehung annehmen will. Eine biologische Vaterschaft ist dabei nicht notwendig, vielmehr soll die tatsächliche Übernahme der Vaterrolle unter sozialen Aspekten in den Vordergrund gerückt werden. Es ist jedoch zu erwähnen, dass die Anerkennung der Vaterschaft keineswegs eine Pflicht des im Haushalt lebenden Lebensabschnittsgefährten ist. Vielmehr handelt es sich hierbei um eine freiwillige Willenserklärung des Mannes. Zudem bedarf es für eine rechtsgültige Anerkennung der Zustimmung der Kindsmutter sowie des Kindes, sofern eine elterliche Sorge der Mutter nicht zusteht.

Sollte es für dich notwendig sein, die Vaterschaft anerkennen lassen zu müssen, so muss dies bei einem Urkundsbeamten des zuständigen Jugendamtes, Standesamtes, Notars oder Amtsgerichts geschehen. Die

Vaterschaftsanerkennung kann zudem auch bereits vor der Geburt erfolgen. Dies hat den Vorteil, dass mit Niederkunft des Kindes auch der als Vater anerkannte Teil entsprechend in der Geburtsurkunde eingetragen wird.

Lohnsteuerkartenänderung und Kinderfreibetrag

Durch die Geburt eines Kindes ändert sich für dich als Vater an der Lohnsteuerklasse grundsätzlich nichts. Eine Ausnahme gibt es: Wenn man alleinerziehend ist und sich vorher in Lohnsteuerklasse 1 befunden hat, kann man durch die Niederkunft in Lohnsteuerklasse 2 wechseln, sofern man allein für die Erziehung des Kindes zuständig ist. Lebt man mit der Mutter zusammen und sind beide Elternteile für die Erziehung des Kindes verantwortlich (elterliche Sorge), bleiben die Lohnsteuerklassen beider Eltern gleich (unverheiratet: 1 und 1; verheiratet 3 und 5 bzw. 4 und 4, evtl. mit Faktor).

Trotz allem ist die Angabe der Geburt beim Finanzamt wichtig. Denn hierdurch werden Kinderfreibeträge auf die Eltern verteilt. Ist man unverheiratet und lebt mit dem Kind alleine, so erhält man den vollen Kinderfreibetrag. Leben beide Partner in einem gemeinsamen Haushalt, so verteilten sich die Kinderfreibeträge je nach Personenstand. Ist man unverheiratet, also beide in Steuerklasse 1, so erhält jeder Elternteil einen halben Kinderfreibetrag. Sind die Eltern verheiratet, kommt es auf die Wahl der Steuerklassen an: Bei 4 und 4 erhält auch hier jeder Teil einen halben Kinderfreibetrag. Sind die Steuerklassen auf 3 und 5 verteilt, bekommt der Elternteil mit Steuerklasse 3 den vollen Freibetrag zugeschrieben.

Doch was besagt dieser Kinderfreibetrag eigentlich? Ganz einfach: Der Kinderfreibetrag ist ein Begriff aus dem Steuerrecht und regelt, dass ein in der Höhe festgelegter Betrag für das entsprechende Elternteil steuerlich freigestellt bleibt und sich dadurch die jährliche Einkommenshöhe um diesen Betrag verringert. Dieser Betrag liegt im Jahr 2018 bei 7.428 Euro je Kind und wird entsprechend der Höhe des zugewiesenen Freibetrages auf die Einkommenshöhe angerechnet.

Anmeldung bei der Krankenkasse

Natürlich muss das Neugeborene auch noch krankenversichert werden. Dies hat jedoch Zeit, denn das deutsche Gesundheitssystem versichert das Baby grundsätzlich rückwirkend ab dem Tag der Geburt. Zu lange sollte man es jedoch nicht hinausschieben, denn eine Meldung muss innerhalb der ersten zwei Lebensmonate erfolgen. Zu unterscheiden ist jedoch, ob das Kind gesetzlich oder privat versichert wird. Sind beide Eltern in der gesetzlichen Krankenversicherung, so wird das Kind automatisch in die Familienversicherung aufgenommen. Kinder bis 23 Jahre sind zudem kostenbefreit, sofern das Kind kein eigenes Einkommen über 405 Euro (Minijob bis 450 €) erzielt. Liegt eine Schul- oder Berufsausbildung vor, so kann die Altersgrenze auf 25 Jahre verlängert werden.

Sind beide Elternteile privat versichert, so muss auch das Kind in die private Krankenversicherung aufgenommen werden. Auch für das Kind fallen Versicherungsbeiträge an, welche im Vergleich zu denen der Eltern jedoch moderat sind.

Ist je ein Elternteil gesetzlich und privat versichert, so richtet sich die Zugehörigkeit nach dem erzielten Einkommen. Liegt das Gehalt des privat Versicherten über dem des gesetzlich Versicherten, so ist das Kind ebenfalls in der privaten Krankenversicherung anzumelden.

Kindergeld beantragen

Wenn man an Kindergeld denkt, hat man zuerst einmal die Dollarzeichen in den Augen; schließlich erhält der kindergeldberechtigte Elternteil derzeit 194 Euro pro Kind (für das dritte Kind: 200 €; für das vierte Kind: 225 €). Das Kindergeld stellt jedoch keine staatliche Vermögensbereicherung für die Eltern dar, sondern dient als soziale und finanzielle Unterstützung für das Kindeswohl. Wer seinen Anspruch auf Zahlung des Kindergeldes geltend machen will, muss einen schriftlichen Antrag unter Hinzunahme der Geburtsurkunde bei der zuständigen Familienkasse stellen. Ist der Kindergeldberechtigte im Öffentlichen Dienst beschäftigt, so muss der Antrag in der Regel beim Dienstherrn gestellt werden.

Der Kindergeldanspruch besteht grundsätzlich immer für den ganzen Monat. Das heißt, dass auch, wenn das Kind am 31.01. geboren worden ist, Kindergeld für den kompletten Monat ausgezahlt wird und nicht nur anteilig für die Lebenstage.

Bis zum Ende des Jahres 2017 ist es so gewesen, dass die Auszahlung des Kindergeldes vier Jahre rückwirkend nach Antragstellung gegolten hat, sofern ein Anspruch bestanden hat. Dies bedeutet, dass, auch wenn der Antrag erst gestellt worden ist, als das Kind drei Jahre alt gewesen ist, man den kompletten Zeitraum rückwirkend ausgezahlt bekommen hat. Diese Frist von vier Jahren ist durch eine gesetzliche Anpassung zum 01.01.2018 auf sechs Monate verkürzt worden. Auch wenn nunmehr der grundsätzliche Anspruch bestünde, um bei dem oben genannten Beispiel zu bleiben, würde trotz allem nur eine rückwirkende Kindergeldauszahlung von sechs Monaten gewährt werden.

Elterngeld beantragen

Elterngeld ist eine Lohnersatzleistung und ist grundsätzlich an die Elternzeit gekoppelt. Wer demnach Elterngeld erhalten will, muss von seinem Arbeitgeber oder Dienstherrn für diese Zeit von der Erfüllung seiner Diensttätigkeit befreit worden sein. Dabei kann sich das Elterngeld für beide Elternteile auf bis zu 14 Monate erstrecken. Der üblichste Fall heutzutage ist wohl der, dass die Mutter zwölf Monate Elterngeld bezieht und der Vater zwei zusätzliche Partnermonate beantragt. Grundsätzlich können die Elterngeldmonate jedoch frei untereinander aufgeteilt werden und müssen nicht hintereinandergeschaltet sein, sondern können auch gleichzeitig genommen werden. Eine Verdopplung des Elterngeldes von 14 auf 28 Monate ist ebenfalls möglich, jedoch unter der Prämisse, dass das Elterngeld im Bezugszeitraum halbiert wird.

Zur Berechnung des Elterngeldes werden die letzten zwölf Monatsgehälter vor der Geburt herangezogen und ein Durchschnittseinkommen errechnet. Vom monatlichen Bruttobetrag werden diverse Pauschalen abgezogen, wodurch sich das sogenannte Elterngeld-Netto errechnet. Dieser Betrag ist nicht gleich dem auf dem Gehaltszettel angegebenen Nettogehalt. Auf Grundlage des errechneten Elterngeld-Nettos wird entsprechend der nachfolgenden Ersatzratetabelle der prozentuale Anteil des Elterngeldes und somit auch die Höhe des Elterngeldes berechnet.

Beträgt das Elterngeld-Netto

- unter 1.000 €: Ersatzrate zwischen 67 und 100 Prozent
- zwischen 1.000 und 1.200 Euro: Ersatzrate in Höhe von 67 Prozent
- zwischen 1.200 bis 2.770 Euro: Ersatzrate in Höhe von 65 Prozent (Kappungsgrenze liegt bei 2.770 €)

Das Elterngeld erstreckt sich vom Mindestbetrag in Höhe von 300 Euro bis zum Maximalwert von 1.800 Euro. Ist man vor der Geburt also Geringverdiener oder hat keinerlei Einkommen, so steht einem der Mindestbetrag zu. Liegt das monatliche Elterngeld-Netto über dem Kappungswert von 2.770 Euro, so erhält man pauschal immer den Maximalbetrag in Höhe von 1.800 Euro. Hierzu zwei Beispiele:

- A hat ein monatlich ermitteltes Elterngeld-Netto in Höhe von 2.100 Euro. Dies ergibt eine Ersatzrate von 65 Prozent und somit einen Elterngeldanspruch von 1.365 Euro.

- B hat ein monatlich ermitteltes Elterngeld-Netto in Höhe von 4.000 Euro. Dies ergibt eine Ersatzrate von 65 Prozent und B erhält somit den Maximalwert von 1.800 Euro, da der Kappungswert von 2.770 Euro überschritten wird.

Zur Beantragung des Elterngeldes wird die Geburtsurkunde sowie die Genehmigung der Elternzeit des Arbeitgebers/Dienstherrn benötigt. Die Bearbeitungszeit der Elterngeldstelle kann bis zu zwei Monate dauern, sodass es sein kann, dass für einen gewissen Zeitraum das fehlende Einkommen aus eigenen Mitteln überbrückt werden muss. Elterngeld wird jedoch rückwirkend ab dem Zeitpunkt des Vorliegens der Anspruchsvoraussetzungen gezahlt.

Fazit

Auch wenn dir nach der nervenaufreibenden Geburt sicherlich der Kopf nach was anderem steht, als Behördengänge zu erledigen, so ist es leider ein notwendiges Übel. Denn wer darauf verzichtet oder die Dinge auf die lange Bank schiebt, wird finanzielle Einbußen erleiden. Daher gilt: Babys schlafen die ersten zehn Tage des Lebens fast ausnahmslos, was uns Vätern genügend Zeit gibt, dem Behördenwahnsinn Herr zu werden und alle notwendigen Schritte einzuleiten. Die Windeln zu wechseln und das Kind zu schaukeln, beginnen schneller, als man möchte, und dauern zudem noch lange, lange, lange, lange an …

„Schatz, ich mag nicht mehr schwanger sein"

Zum Ende der Schwangerschaft kann es passieren, dass es deiner Frau schlechter geht. Sie hat es auf Deutsch gesagt einfach satt,

schwanger zu sein, und möchte euer Baby endlich zur Welt bringen.
Euer Leben hat sich in den zurückliegenden Wochen wahrscheinlich von Grund auf geändert. Eine Schwangerschaft stellt das komplette Leben auf den Kopf. Vom positiven Schwangerschaftstest und dem ersten Besuch beim Frauenarzt an ist klar gewesen: In etwas mehr als neun Monaten werdet ihr vom einfachen Paar zu echten Eltern, und aus zwei Menschen werden drei. Die Vorfreude ist groß gewesen, und es hat viel zu organisieren gegeben. Nicht nur deine Partnerin hat sich von da an mit völlig neuen Gedanken beschäftigt, auch du als werdender Vater bist bestimmt mit vielen Fragezeichen im Kopf durch den Tag gegangen. Dabei habt ihr hoffentlich nicht vergessen, die Zeit der Schwangerschaft zu zweit zu genießen.
Aber was ist, wenn es jetzt gegen Ende der Schwangerschaft deiner Frau wieder schlechter geht? Besonders in den ersten Monaten der Schwangerschaft ist deine Frau häufig von Übelkeit geplagt worden. Als diese Phase überstanden gewesen ist, ging es ihr im zweiten Trimester wahrscheinlich wieder gut.

Zum Ende der Schwangerschaft hat man als Schwangere aber mit ganz anderen Dingen zu kämpfen. Ein häufiges Symptom sind angeschwollene Füße. Viele Frauen bekommen so dicke Füße, dass sie kaum mehr in ihre Schuhe kommen oder nur noch offene Schuhe tragen können. Wenn deine Frau mit diesem Problem zu kämpfen hat, dann könntest du ihr ein wohltuendes Fußbad bereiten. Im Anschluss kannst du deine Liebste dann noch mit einer Fußmassage verwöhnen. Aber auch der wachsende Körperumfang bringt das eine oder andere mit sich. So kann es sein, dass deine Frau zum Ende der Schwangerschaft unter Rückenschmerzen leidet. Auch hier kann eine Massage Linderung verschaffen. Hinzu kommt, dass deine Frau jetzt am Ende der Schwangerschaft natürlich nicht mehr schwer heben oder sich körperlich überanstrengend betätigen darf. In der letzten Phase wird deine Partnerin auch häufig wieder von Müdigkeit übermannt werden. Versuche, ihr so viel Entlastung wie möglich zu verschaffen. Nimm ihr die Einkäufe ab und schmeiß den Haushalt. Auch das Bücken fällt häufig schwer. Versuche, deiner schwangeren Frau so viel Schonung wie möglich zukommen zu lassen. Bereite ihr das momentane Lieblingsessen zu oder mach ihr einen wohltuenden Tee – und ganz wichtig: Nimm sie mal häufiger in den Arm! Da die Hormone in der Schwangerschaft verrückt gespielt haben, solltest du jetzt bereits ein dickeres Fell haben. Herumgezicke oder weinerliche Ausbrüche sind auch jetzt zum Ende hin ganz normal und vergehen auch schnell wieder. Zeige Verständnis und überschütte deine Frau mit Liebe, auch wenn du weißt, dass sie wieder mal im Unrecht ist. Sie weiß oftmals selbst nicht, wie sie mit ihrem Wechselbad der Gefühle umgehen soll. Nimm ihr die Gähnattacken nicht übel. Deine Frau braucht jetzt besonders viel Schlaf. Auch die Vergesslichkeit wird nochmal zunehmen und dich zeitweise zur Weißglut bringen. Nimm es mit Humor! Wenn ihr beide darüber lachen könnt, schweißt das zusammen und entschärft so manche Situation. Bei manchen Frauen können die Stimmungsschwankungen allerdings auch in depressive Verstimmungen umschlagen. Hier ist es besonders wichtig, dass du dich um deine Frau kümmerst, dir ihre Sorgen anhörst und sie in den Arm nimmst. Besonders zum Ende der Schwangerschaft fühlt sich deine Frau sicherlich

nicht mehr wohl und attraktiv. Zeige ihr, dass du sie liebst, und sag ihr, dass sie auch in der Schwangerschaft oder vielleicht auch gerade besonders in der Schwangerschaft immer noch die attraktivste Frau für dich ist. Also fang jetzt bloß nicht an, auf der Zielgeraden Angst vor Sex zu haben. Ich habe dir schon mal erklärt:
Dein Penis ist zwar groß, aber auch nicht so groß – Sex ist auch bis zur letzten Woche der Schwangerschaft problemlos möglich.
Wenn deine Frau unter Kopfschmerzen leidet, dann sorge für eine lichtarme und ruhige Umgebung. Auch eine sanfte Bauchmassage wird deine Frau als sehr wohltuend empfinden. Hol dir ruhig Rat aus Büchern, dem Internet oder sprich mit dem Arzt; er kann dir sicherlich noch einige nützliche Tipps geben. Wenn möglich, begleite sie auch zu den letzten Arztterminen, damit du über alles Wichtige informiert bist, wenn es so weit ist. Das wird deiner Frau Sicherheit geben und du kannst in schwierigen Situationen die Entscheidung übernehmen. Die Schwangerschaft ist ein Erlebnis für euch als Paar, welches euch hoffentlich noch näher zusammenbringt und euch ewig in Erinnerung bleiben wird.

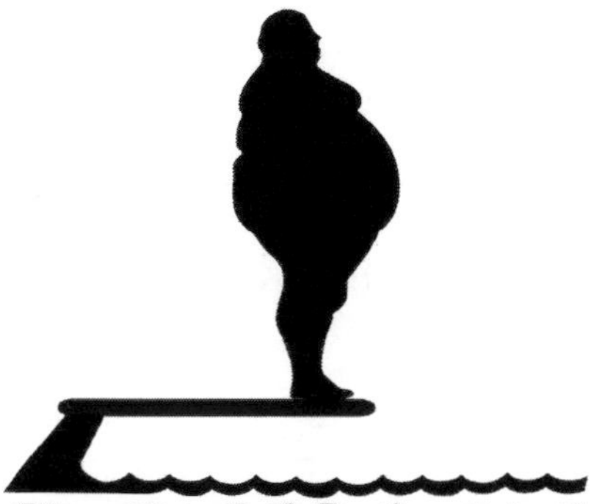

TSUNAMI

Das gefürchtete Couvade-Syndrom

Wie bereits am Anfang angedroht, möchte ich dich mit einer kleinen Geschichte vor dem seltsamsten Symptom in der Schwangerschaft warnen. Der kleine Ratgeber, den du gerade in den Händen hältst, trägt den Titel „Schatz, wir sind schwanger“. Wenn Männer das sagen, wollen sie meistens nur ihre Freude darüber ausdrücken. Aber es kann auch sehr viel Wahrheit dahinterstecken.

Heißhungerattacken, die den Bauch wachsen lassen, Morgenübelkeit und Stimmungsschwankungen sind Symptome, die man normalerweise mit einer schwangeren Frau in Verbindung bringt.

Biologisch gesehen, kannst du nicht schwanger werden. Tatsächlich hat auch noch kein Mann ein Kind zur Welt gebracht, soweit mir jedenfalls bekannt ist. Doch gibt es in der Medizin ein Phänomen, das auch bei dir psychische und hormonelle Veränderungen herbeiführen kann: Das Phänomen der Ko-Schwangerschaft wird in der Medizin als Couvade-Syndrom bezeichnet.

> Männer, die unter dem Couvade-Syndrome leiden, weisen hormonelle Veränderungen und schwangerschaftsähnliche Symptome auf. Forscher vermuten ein Schwangerschaftshormon, dass die werdende Mutter absondert und der Mann wahrnimmt. Es herrscht unter den Wissenschaftlern aber bislang keine Einigkeit über die Ursache.

Ob du bereits darunter leidest, kannst du beim Lesen meiner kleinen Geschichte feststellen. Die Symptome sind natürlich leicht überspitzt dargestellt; aber nach meinen Recherchen kommen diese durchaus vor.

Schatz, ich bin auch schwanger!

O ja, es gibt sie auch bei dir, lieber werdender Vater, die Lust auf Süßes und Saures. In dem Moment, als deine Frau dir am Frühstückstisch sanft ins Ohr flüstert, „Schatz, wir sind schwanger", just in diesem Moment setzt bei dir bereits die morgendliche Übelkeit ein. „Mir wird schlecht", rufst du und rennst mit vorgehaltener Hand auf die Toilette. Deine bessere Hälfte, total geplättet, versteht das zunächst völlig falsch. Sie ist enttäuscht und traurig, hat sie doch gedacht, ihr wünscht euch beide nichts sehnlicher als ein gemeinsames Kind.
Von der Toilette zurück, redest du beruhigend auf deine Partnerin ein. „Ich freue mich sehr", versicherst du ihr. „Ich habe wohl gestern was Falsches gegessen", erklärst du ihr in sachlich klingender Weise. Deine Frau ist beruhigt und so langsam beginnen ihre Augen wieder zu leuchten. „In welchem Monat ...?", willst du von ihr wissen. Jedoch bleibt die Frage unvollendet. Keuchend verschwindest du erneut auf der Toilette.

Irgendwie gelingt es euch beiden nun doch, das gemeinsame Frühstück zu beenden, und deinem Bauch scheint es besser zu gehen. Übermütig schmiedet ihr die ersten Zukunftspläne. „Ich werde die ersten zwei Jahre zu Hause bleiben", entschließt sich deine Frau. „Dann musst du mehr arbeiten, Schatz, denn dann sind wir zu dritt." Ihre Stimme klingt froh.
„Oder zu viert", entgegnest du.
„Schatz, ich glaube nicht, dass es Zwillinge werden", lacht sie arglos.
„Wer weiß?", entgegnest du, während du still in dich hineinlachst und versonnen die Hand auf ihren Bauch legst. Nach der Freude über deine männliche Zeugungskraft machen sich die ersten Sorgen breit, die du aber versuchst, dir nicht anmerken zu lassen.
„Lass uns mit einem Glas Sekt auf diese tolle Nachricht anstoßen." Dieser Vorschlag kommt voller Vorfreude über deine Lippen und klingt für dich völlig normal. Deine Frau lächelt dich aber nur vielsagend an.
„Ach nein, geht jetzt nicht mehr", fällt bei dir der Groschen, dem werdenden Vater.
„Trink du doch ein Gläschen", lächelte deine Frau. Das lässt du dir natürlich nicht zweimal sagen.

Zunächst. Bereits bei den ersten Schlückchen kommen dir Bedenken. „Es könnte dem Kind schaden“, überlegst du dir laut. Deine Frau lacht. „Ich trage doch unser Kind unter dem Herzen und nicht du“, stellt sie fröhlich fest. Du wiegst zweifelnd den Kopf.
Am nächsten Tag gehst du gemeinsam mit deiner Frau zur Ultraschalluntersuchung. Der Arzt stellt fest, dass deine Frau im dritten Monat schwanger ist. Man kann schon das winzige schnell pochende Herz erkennen. Deiner Frau stehen vor Freude Tränen in den Augen, sie strahlt über beide Ohren und eine kleine Träne läuft ihr über die Wange. Überwältigt von einer tiefen Freude, die aus deinem Inneren fließt und deinen Körper durchflutet, kannst auch du dir eine Träne nicht verkneifen. Sachte und beschützend legst du beide Hände auf deinen eigenen Bauch. Ja, man muss sich Sorgen machen.
Nachts schläfst du unruhig, wachst immer wieder auf, weckst deine Frau, die ruhig und fest neben dir schläft und schickst sie mitten in der Nacht in die Eisdiele, weil es dir nach Vanilleeis gelüstet und nach sauren Gurken. Zum Glück befinden sich genügend Gläser saure Gurken im Kühlschrank. „Bring dir auch Vanilleeis mit“, rufst

du hinter deiner Frau her, die einen Mantel über ihr Nachthemd gestreift hat und mit dem Autoschlüssel in der Hand aus der Wohnungstür eilt.
Gemeinsam genießt ihr dann, gemütlich im Bett sitzend, das Vanilleeis und hinterher die Gurken. Anschließend würde deine Frau gerne mit dir ... na ja, du weißt schon.
„Das könnte unserem Kind schaden." Mahnend klingen deine Worte. Deine Frau seufzt, stellt das Gurkenglas zur Seite und schläft ein. Du schläfst nicht. Mit offenen Augen liegst du da und horchst in dich hinein, ob du das kleine Herz pochen hörst oder besser fühlst.
Jetzt übertreibst du aber, lieber werdender Vater! Warte ab!
Am nächsten Tag verzichtest du auf den Kaffee, weil er dem Kind schaden könnte. Lieber trinkst du mit deiner Frau Tee. In den folgenden Wochen und Monaten besucht ihr zusammen alle Kurse, die angeboten werden, also den Säuglingspflegekurs, den Schwangerschaftsvorbereitungskurs und sogar einen Stillkurs. „Zum Stillkurs musst du nicht mitkommen, Schatz. Unser Kind werde nur ich allein stillen können", versucht sich deine Frau ein

wenig Freiraum zu verschaffen, weil sie etwas Ruhe vor deinen durch Hormone gesteuerten Stimmungsschwankungen haben möchte. Du schweigst, tastest verstohlen nach deiner männlichen Brust, hinter der du ein vorsichtiges Ziehen zu spüren meinst. „Vormilch“, schießt es dir durch den Kopf.
So kann es nicht weitergehen. Reiß dich zusammen, du werdender Papa!
Der Schwangerschaftsvorbereitungskurs macht dir am meisten Freude. Du atmest mit deiner Frau gemeinsam, hechelst, presst, stützt den Kopf deiner Frau und lässt dir anschließend selber den Kopf stützen. Beim Hecheln wird dir etwas schwindelig.
„Übertreiben Sie es nicht!“, mahnt die Hebamme, die den Kurs leitet. „Ihre Frau bekommt das Kind und nicht Sie.“
„Woher will die das wissen?“, denkst du.
Du liebe Zeit, es strampelt schon!“ Bei den Pressübungen macht sich in dir ein warmes Glücksgefühl breit. Nach dem Kurs gehst du mit deiner Frau einen Kinderwagen kaufen und Babysachen, vorsichtshalber auch schon mal Windeln. Deine Frau ist jetzt bereits im siebten Monat. Ihr Bauch ist wohlgerundet, deiner

natürlich auch, werdender Papa. Denn sobald deine Frau isst, mampfst du mit. Dein Bauch ist fast noch größer als der von der zukünftigen Mama. Was deine Frau fühlt, fühlst du natürlich ebenfalls. Wenn sie über alle Maßen fröhlich ist, empfindest du es mit ihr. Bricht sie völlig überraschend in Tränen aus, versinkst du im selben Augenblick gleichfalls in einem Meer aus Tränen. Spürt sie, wie sich das Kind bewegt, meinst auch du, die Tritte der kleinen Füßchen in dir zu spüren. Strahlendes Glück überschwemmt dich geradezu. Das Fühlen deiner Frau wird zu deinem eigenen Fühlen, so sehr versetzt du dich in sie hinein, so sehr liebst du sie. Nennt man es nicht so? Liebe! Diese Liebe hat am Anfang eurer Beziehung gestanden und das Ergebnis dieser Liebe trägt deine Frau nun in sich.

Deine Frau. Nicht du! Du zu sehr liebender werdender Vater. Vorsicht!

Einmal, da ist deine Frau unterdessen im neunten Monat, wachst du plötzlich in der Nacht auf. „Ich glaube, die Wehen setzen ein“, raunst du deiner friedlich schlafenden hochschwangeren Frau ins Ohr.

„Schatz, du hast nur wieder Blähungen. Trink eine Tasse Kümmeltee!“, murmelt sie schlaftrunken.

Sie ist etwas genervt, glaubt mittlerweile, du hättest nicht alle Tassen im Schrank.
„Sie ist gereizt und überfordert wegen unserer Schwangerschaft", denkst du nur kopfschüttelnd. „Aber was ist mit mir? An mich denkt keiner", schluchzt du kurz auf.
Natürlich willst du dich als schwangerer Vater auch um dein Neugeborenes kümmern. Als du aber bei deinem Arbeitgeber Mutterschaftsurlaub beantragen willst, bricht der in dröhnendes Gelächter aus.
„Guter Witz", brüllt er und haut dir krachend auf den Rücken.
„Vorsicht, Chef" klagst du ein wenig weinerlich. „Das tut weh und schadet meinem Kind." Du hältst schützend die Hand auf deinen prallen Bauch und fühlst dich unverstanden.
Dein Chef kann sich jetzt vor Lachen nicht mehr halten. „Na, Mutti" wiehert er. „Dann geh mal hübsch nach Hause. Leg dich hin, ruh dich aus! Das tut dem Kind bestimmt gut. Was wird es denn, Junge oder Mädchen? Oder sogar Zwillinge?"
„Es werden wohl Zwillinge", antwortest du ernst. „Meine Frau kriegt auch ein Kind."
Nun muss man wahrscheinlich um die Gesundheit des an und für sich gutmütigen Chefs fürchten.

Wohlbeleibt, wie er ist, bekommt er kaum noch Luft vor Lachen. Sein dicker Bauch wippt dabei hoch und runter.
„Sie Witzbold“, kreischt er.
„Gehen Sie nach Hause. Sie haben für den Rest des Tages frei. Gehen Sie, Sie Komiker! Sonst kann ich für nichts garantieren. Hoffentlich liegt Ihr Kind nicht in Steißlage. Wenn Sie mir morgen Ihren Mutterpass mitbringen, bekommen Sie Ihren wohlverdienten Mutterschaftsurlaub.“ Dein Chef hat Tränen in den Augen vor Lachen und hält dir die Tür auf.
Du fühlst dich unverstanden und gehst geradewegs zum Arzt.
„Könnte es sein, dass mein Kind in Steißlage liegt?“, fragst du besorgt.
„Ach, wie süß, das Couvade-Syndrom“, denkt der kluge Arzt.
„Der Mann hat Schwangerschaftssymptome. Erstes Gebot: ernst nehmen! Immer ernst nehmen!“
Er weiß, dass dieses Syndrom so schnell verschwindet, wie es gekommen ist, wenn seine Frau erst mal ihr Baby zur Welt gebracht hat. Dieses Couvade-Syndrom ist geradezu ein Mysterium, nur bis zu einem bestimmten Punkt

erklärbar. Viel Rätselhaftes, viel Geheimnisvolles umgibt es. Es besteht noch ein großer Bedarf in der Wissenschaft, dies zu erklären. Der weise Arzt macht zunächst einen Ultraschall. Viel mehr als einige Winde im Darm kann er nicht erkennen. Mit ernster Miene deutet er auf die wirbelnden Windschatten.

„Das Kind liegt gut“, erklärt er mit angemessener Sachlichkeit. „Eine Steißlage ist nicht zu entdecken“, fügt er in einem medizinisch geschulten Ton hinzu.

„Es wird eine schöne Geburt“, verheißt er dem werdenden Vater.

„Und mein Mutterpass?“, fragst du mit eindringlicher Stimme. „Könnten Sie den Pass meinem Chef zusenden? Er hat heute nach ihm verlangt. Es eilt. Ohne Mutterpass bekomme ich keinen Mutterschaftsurlaub.“

Die Miene des Arztes bleibt unbewegt, ein wahrer Meister der Selbstbeherrschung. „Selbstverständlich schicken wir Ihrem Arbeitgeber unverzüglich den erforderlichen Mutterpass “, sichert er dir mit fester Stimme zu.

„Wir wollen nicht, dass Sie jetzt noch arbeiten und Ihre Gesundheit und die Ihres ungeborenen

Kindes aufs Spiel setzen. Wie geht es eigentlich Ihrer Gattin?"
„Gut", erwiderst du heiter. „Wir sind froh, dass wir Zwillinge bekommen und die Kinder nicht alleine aufwachsen müssen."
„Zwillinge?" Der ehrwürdige Doktor ist nun doch kurzzeitig irritiert.
„Ja, natürlich", antwortest du, erstaunt über sein Unwissen. „Mein Kind und das Kind meiner Frau. Wir hoffen, dass sie zur selben Zeit auf die Welt kommen."
„Da bin ich mir sicher", antwortet der Arzt und überlegt, ob er nicht doch vielleicht den Psychiatrischen Dienst alarmieren sollte, unterlässt es dann aber im Vertrauen auf die sich später zurückbildenden Schwangerschaftssymptome.
Am nächsten Morgen öffnet dein Chef die Post, lieber durchgeknallter werdender Vater. Gleich oben im ersten Umschlag findet er deinen Mutterpass vor und eine Mutterschaftsbeurlaubung von sechs Wochen. Reaktionen seinerseits sind mir nicht bekannt, auch nicht, ob der gute Mann das alles überlebt hat – wahrscheinlich nicht.
Jetzt wird es ernst, Papi!

Wenige Wochen später ist es so weit. Kurz nach Mitternacht weckt deine Frau dich auf. Das ist eigentlich nicht nötig, denn du bist sowieso wach. „Meine Fruchtblase ist geplatzt“, ruft deine Frau etwas erschrocken.

„Meine auch“, antwortest du. Panik macht sich in dir breit.

Du rufst den Rettungsdienst an. Schön, dass du das noch selber bewerkstelligst und nicht deine Frau anrufen lässt, lieber werdender hysterischer Vater.

„Wir müssen ruhig liegenbleiben, bis der Krankenwagen kommt“, ermahnst du deine Frau. Die ist nicht mehr ansprechbar und völlig auf sich konzentriert. Die Wehen sind in vollem Gange. Du krümmst dich jetzt ebenfalls vor Schmerzen und wendest schon mal die Hechelatmung an.

Wo soll das enden, Papilein?

Schließlich kommt endlich der Krankenwagen. Er bringt euch beide auf einer Trage liegend ins Krankenhaus. Ab geht's in den Kreißsaal zur Hebamme.

„Wieso liegen Sie denn auch auf der Trage?“, wundert die sich.

„Was soll die Frage?“, entgegnest du empört und wirfst ihr einen bösen Blick zu. „Sind Sie nun

Hebamme oder nicht? Meine Fruchtblase ist geplatzt. Wie soll ich da denn aufstehen?"
„Hören Sie auf, solchen Unsinn zu reden", schnauzt jetzt die gestresste Hebamme. „Stehen Sie auf und helfen Sie Ihrer Frau beim Hecheln", fordert sie dich energisch auf.
Doch du kannst nicht antworten. Du liegst selber da und hechelst wie ein Hund auf Speed.
„Es tut so weh. Ich will eine Spritze", flehst du die Hebamme an.
Nun wird es ganz verrückt und du gerätst komplett außer Rand und Band.
„Die Presswehen setzen ein!", japst du mit letzter Kraft. Der Schweiß läuft dir von der Stirn und sämtliche Farbe ist aus deinem Gesicht gewichen.
Allmählich versteht die Hebamme. „Ach so, das Couvade-Syndrom", murmelt sie vor sich hin.
Sie seufzt etwas. Denn eigentlich muss sie sich um deine Frau kümmern, die in den heftigsten Wehen liegt.
Sie überlegt kurz und fieberhaft. Dann beugt sie sich rasch über dich. „Pressen Sie ruhig weiter! Sie machen alles richtig", lobt sie dich. „Lassen Sie nicht nach beim Pressen!" Ihre Stimme klingt streng. Dann stößt sie gekonnt einen Freudenschrei aus. „Man sieht schon das

Köpfchen“, jubelt sie. Daraufhin wirst du ohnmächtig.
Du wirst in den angrenzenden Ruheraum gebracht. Ärzte und Krankenschwestern kümmern sich um dich, während nebenan im Kreißsaal deine Frau mit Hilfe der Hebamme einem gesunden Mädchen das Leben schenkt.
Ach, Paps ...
Unterdessen bist du aus der Ohnmacht erwacht. Nun, da das Kind auf der Welt ist, sind die Schwangerschaftssymptome sehr schnell bei dir verschwunden. Du bist wieder normal. Das heißt, der Bauch ist noch da. Aber da lässt sich bei der Rückbildungsgymnastik vieles wieder einrenken.
Nun sitzt du endlich am Bett deiner Frau, die euer Kind im Arm hält und es stillt. Dann legt sie das kleine Mädchen in deine Arme.
„Das ist dein großer starker Papa“, sagt sie.
Du schämst dich etwas. Behutsam nimmst du deine Frau in den Arm und versprichst ihr:
„Schatz, wenn wir nochmal schwanger sind, dann wird alles anders.“

TO DO LIST

„To do"-Liste

Du kannst unnötigen Stress vor der Geburt vermeiden, wenn du und deine Partnerin alles Wichtige bereits vorbereitet habt. Mit dieser kleinen Liste möchte ich euch unterstützen, damit ihr nichts vergesst.

Geburtsvorbereitung

☐ Habt ihr euch bereits am Ort der Geburt angemeldet?

☐ Sollte deine Partnerin auf Medikamente angewiesen sein: Habt ihr mit eurem Arzt besprochen, welche Auswirkung das auf das Stillen hat?

☐ Plant den Transport in die Klinik rechtzeitig – eventuell bist du zu aufgeregt, um selber zu fahren.

☐ Habt ihr euch bei der Krankenkasse erkundigt, wie ihr das Kind nach der Geburt versichern könnt (privat oder gesetzlich)?

☐ Habt ihr die wichtigsten Telefonnummern (Krankenhaus, Frauenarzt, Betreuung für Geschwister etc.) im Handy gespeichert oder griffbereit?

☐ Steht die Tasche für die Klinik bereit?

- mindestens 2 bequeme Schlafanzüge
- ausreichend Unterwäsche zum Wechseln (auch mehrmals am Tag)
- Hygiene- und Toilettenartikel
- Bademantel und Handtücher
- weite bequeme Kleidung
- warme Socken und Hausschuhe bzw. Badeschuhe
- evtl. Haarspange oder -gummi
- Smartphone oder Tablet (die dazugehörigen Ladegeräte), Bücher, Zeitschriften
- Brille und Kontaktlinsen
- Verpflegung für die Geburt (Wasser, Tee, Müsliriegel etc.)

☐ Habt ihr alle Papiere wie **Mutterpass**, **Personalausweis**, **Chipkarte**, **Überweisung** des Frauenarztes etc., dabei?

☐ Für den Entlassungstag solltet ihr bereits zwei bis drei Windeln, Mützchen, Socken und Bodys in der Größe 50 oder 56 einpacken. Wenn euer Baby im Winter geboren wird, dürfen Handschuhe und Jäckchen nicht vergessen werden.

☐ Wenn ihr bereits Kinder habt: Habt ihr geklärt, wer während der Geburt auf sie aufpasst?

☐ Habt ihr bereits jemanden für die Nachsorge?

☐ Habt ihr euch bereits nach einem Kinderarzt in eurer Nähe umgeschaut?

☐ Habt ihr bereits das Mutterschaftsgeld beantragt?

☐ Hast du bereits Urlaub für die Zeit nach der Geburt beantragt?

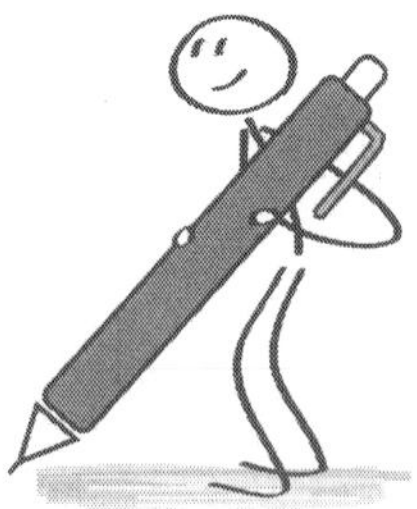

Erstausstattung für euer Baby

☐ **Anziehsachen**

Strampler
Wickelbodys
Jäckchen / Überziehjacke
Pullover
Shirts
Söckchen (dünne und dicke)
Mützchen
Babydecke
Schlafanzug
Strumpfhosen

Für die erste Mahlzeit

mindestens 6 Flaschen mit Sauger
Milchsauger
Teesauger
Sterilisiergerät
Kümmel-, Anis- und Fencheltee
Thermosflasche
Spucktücher
Schnullerkette
Flaschenbürste
Saugerbürste
Milchpumpe

Pflege für euer Baby

Wickelkommode oder Wickelaufsatz
Heizstrahler
dimmbare Beleuchtung
Wickeleimer mit Deckel
ausreichend Windeln ;)
Feuchttücher (milde)
Wundschutzcreme und Körperlotion
Baby-Badewanne
rutschfeste Wanneneinlage
Waschschüssel
Badethermometer
Badetücher
Kapuzenbadetücher
kleine Handtücher
Waschlappen
mildes Waschgel
weiche Haarbürste
Baby-Nagelpflege

Die erste Einrichtung

Stubenwagen / Wiege
Baby- oder Beistellbettchen
Schlafsäcke und Bettdecke
waschbares Oberbett

Nässeschutzeinlage
Bettwäsche
Kirschkernkissen oder Wärmflasche
Stillkissen
Wippe
Babyphone
Nachtlicht
Kindersitz für die Küche

Für unterwegs

Kinderwagen
Sonnen und Regenschutz
Wickeltasche
Bauchtrage
Kindersitz fürs Auto
Reisebett

Printed in Poland
by Amazon Fulfillment
Poland Sp. z o.o., Wrocław

13354004R00094